reinhardt

Reinhardts Gerontologische Reihe
Band 42

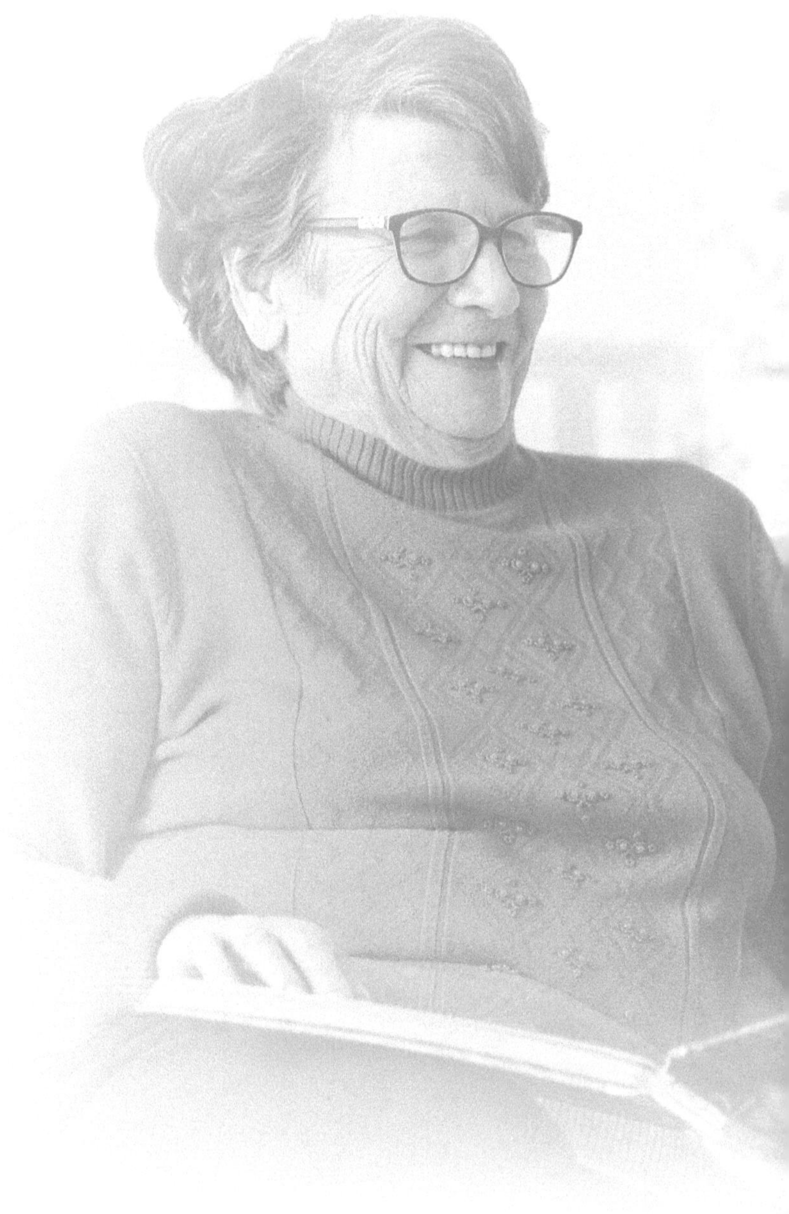

Monika Paillon

Mit Sprache erinnern

Kommunikative Spiele mit
Menschen mit Demenz

Mit einem Geleitwort von Heike von Lützau-Hohlbein

Mit 21 Abbildungen

2., neu gestaltete Auflage

Ernst Reinhardt Verlag München

Monika Paillon ist kommunale Generationen- und Gleichstellungsbeauftragte im Kreis Düren. Ihre Schwerpunkte sind „Leben und Wohnen in häuslicher Umgebung" und die psychosoziale Einzel- und Gruppenbetreuung, u.a. von Menschen mit Demenz und deren Angehörigen.

Bibliografische Information der Deutschen Nationalbibliothek

Die Deutsche Nationalbibliothek verzeichnet diese Publikation in der Deutschen Nationalbibliografie; detaillierte bibliografische Daten sind im Internet über <http://dnb.d-nb.de> abrufbar.
ISBN 978-3-497-03121-4 (Print)
ISBN 978-3-497-61582-7 (PDF-E-Book)
ISBN 978-3-497-61583-4 (EPUB)
ISSN 0939-558X
2. Auflage

Printed in EU
Covermotiv: ©iStock.com/Katarzyna Bialasiewicz. Agenturfoto. Mit Model gestellt
Satz: ew print & medien service gmbh, Würzburg

Ernst Reinhardt Verlag, Kemnatenstr. 46, D-80639 München
Net: www.reinhardt-verlag.de E-Mail: info@reinhardt-verlag.de

Inhalt

Hinweise zu den Gliederungshilfen

Zur schnelleren Orientierung und als Gliederungshilfe, um die Arbeit mit dem Buch zu erleichtern, werden Piktogramme benutzt, die folgende Bedeutung haben:

 Zugang zu Menschen mit Demenz

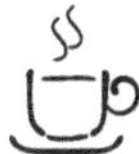 Gesprächsrunde zur Einführung

 Zum Vorlesen

 Redewendungen

 Wortsammlung

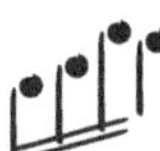 Liedersammlung

 Spiel

 Materialsammlung

 Zitat

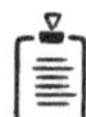 Begriff

 Film

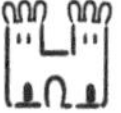 Märchen

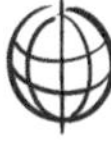 Bekanntes und Berühmtes

 Wissenswertes

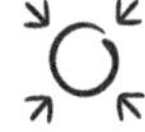 Bewegungsübungen

Geleitwort

Es ist etwas ganz Natürliches, sich zusammenzusetzen und etwas gemeinsam zu tun. Man fühlt sich nah, vertraut und geborgen. Leider nehmen wir uns heute nicht immer die notwendige Zeit und versagen uns dabei diesen wichtigen menschlichen Gefühlen. Gerade für Menschen, die für sich lernen müssen, mit einer Demenzerkrankung umzugehen, sind diese Gefühle besonders wichtig.

Demenzkranke bringen uns bei, wie wichtig es ist, sich füreinander Zeit zu nehmen, denn nur mit Zeit und Ruhe können wir ihren unglücklichen Gefühlen vom Verlust der Sicherheit und von der Zerbrechlichkeit ihrer Welt begegnen. Die Gefühle von Geborgenheit und Vertrautheit geben ihnen Halt, erden sie, verwurzeln sie auf dem Weg in ihre immer mehr zerfließende Welt.

„Wurzelsuche" in der Gemeinschaft, unter Anleitung, mit den Ideen und praktischen Hinweisen, wie sie uns das vorliegende Buch zur Verfügung stellt, ist ein wundervoller Ansatz. Die Wurzeln unserer Erinnerungen müssen freigelegt, ausgegraben und wieder zusammengefügt werden, damit das Fundament so lange wie möglich stabil bleibt. Erinnerungen werden nicht nur durch Worte geweckt, sondern auch durch Musik, Bewegung und Berührung.

Gerade bei Menschen mit Demenz sind diese verschiedenen Zugänge in ihrer Kombination eine Möglichkeit, sie aus ihrer versponnenen Welt herauszulocken und sie wieder in das gemeinsame Leben einzubinden. Gemeinsam mit allen, die in der Runde sitzen, seien es nun Junge und Alte, Gesunde und Kranke.

Ich wünsche diesem Buch viele Leserinnen und Leser und den dargestellten Ideen viele Anwenderinnen und Anwender.

Heike von Lützau-Hohlbein
Vorsitzende der Deutschen Alzheimer Gesellschaft e. V.
Selbsthilfe Demenz, Berlin

Vorwort

„Noch ein Buch zum Thema Demenz, ist das wirklich nötig?“, werden Sie sich vielleicht fragen, wenn Sie es entdecken. „Gibt es nicht genügend Anleitungen und Arbeitshefte zum Thema ‚Gruppenarbeit mit Senioren‘?“ Es gibt eine Menge, sehr viele habe ich gelesen und durchgearbeitet, gute, sehr gute und anspruchsvolle.

Den Nutzen dieses Buches werden Sie entdecken und zu schätzen wissen, wenn Sie es in gemischten Gruppen einsetzen. Genau aus dieser Notwendigkeit heraus habe ich es auch geschrieben, denn in Zeiten knapper Personalressourcen sind wir doch oft aufgerufen, gemischte Gruppen (Jung und Alt, Senioren mit und ohne Demenz …) anzuleiten und zu betreuen. Viele Tipps, Informatives und Fallbeispiele sind in den Vorworten zu jedem Kapitel zu finden, welche die Arbeit der sozialen Betreuung sowohl im privaten Bereich als auch in der professionell ausgerichteten Arbeit im Seniorenheim, einer Tagesstätte oder des mobilen Dienstes erleichtern und beleben.

Kürzlich las ich einen Bericht über den alljährlich stattfindenden „Pflegegipfel“ in Hannover, die Auftaktveranstaltung der erfolgreichsten Messe der Altenpflegebranche. Angeblich haben 60% der Bevölkerung Erfahrungen in der Pflege, 30% der pflegenden Angehörigen seien depressiv – Zahlen, die berühren.

Meiner Meinung nach legt der gesellschaftliche Umgang mit Senioren die Annahme nahe, dass ältere Menschen nicht mehr als aktive, mitverantwortlich handelnde Bürger angesprochen werden, wir bringen ihrem Wissen und ihrer erbrachten Leistungen nicht entsprechenden Respekt und die nötige Wertschätzung entgegen. Zudem appellieren wir zu wenig an ältere Menschen, ihr ideelles Kapital in einer mitverantwortlichen Weise einzusetzen – z.B. durch dessen Weitergabe an nachfolgende Generationen.

In meinem persönlichen Arbeitsumfeld, dem sozial-kulturellen Dienst einer großen Seniorenresidenz, erlebe ich täglich, wie wichtig es gerade für ältere und selbst hochbetagte Menschen ist, sie zu integrieren, die „Kraft des Alters“ zu erkennen, diese Kräfte einzubeziehen und zu nutzen, sie als Gewinn zu sehen und nicht vorrangig die mit dem Alter verbundenen Belastungen in den Vordergrund zu stellen.

Demenzerkrankung und vornehmlich die Alzheimer-Krankheit als die häufigste und folgenreichste psychiatrische Erkrankung in höherem Alter ist natürlich nicht zu unterschätzen. Die Anzahl der Neuerkrankungen beträgt nach Informationen der Deutschen Alzheimer Gesellschaft jährlich ca. 200 000 in Deutschland. Fortschreitend gehen im Laufe der Erkrankung des Gehirns wichtige Funktionen, das Gedächtnis, die räumliche Orientierung, das Sprachvermögen langsam verloren. Stellen wir uns einmal vor, durch eine neurologische Erkrankung oder einen Unfall das Gedächtnis, unser Erinnerungsvermögen, zeitweise oder gar auf Dauer zu verlieren, uns weder im Raum noch in der Zeit orientieren zu können – praktisch ohne Wurzeln zu leben. So kann man leicht nachvollziehen, dass der Biografiearbeit und Erinnerungspflege in der Altenarbeit ein großer Stellenwert eingeräumt werden sollte.

Für Menschen mit Demenz ist diese Erinnerungspflege, die über alle Sinne wahrgenommen wird, oft ein letzter Halt im Strom des Vergessens. Aus emotional positivem Erleben schöpfen sie Lebensenergie und Selbstbewusstsein. Selbst Demenzkranke im späten Stadium ihrer Krankheit haben ein sehr feines Gespür für Akzeptanz, Annahme, persönliche Achtung und Integrität.

Wir sollten soziales und pflegerisches Handeln einmal überdenken und unter Umständen mit kleinen Veränderungen im täglichen Umgang, der Pflege und Betreuung, das Leben und die Arbeit mit dementen Menschen für beide Seiten leichter und befriedigender gestalten. Durch die Förderung der kommunikativen Fähigkeiten, die alle Sinne ansprechen können, ist es uns möglich, entscheidend zur Verbesserung der Lebensqualität Demenzkranker beizutragen.

Ich habe verschiedene Themen zusammengestellt und gemeinsam mit den Senioren unserer Residenz Erinnerungen und alte Bräuche aufgearbeitet, um auch zu meinen Wurzeln zu finden.

Durch Gespräche Meinungen und Hintergründe zu erfahren ermöglicht beiden Seiten ein besseres Kennenlernen und mehr Verständnis füreinander.

Besonders die Arbeit in der gemischten Gruppe, gemeinsam mit demenzkranken Bewohnern unserer Seniorenresidenz, ist mittlerweile nicht nur zu meiner persönlichen Betreuungs- und Beschäftigungsaufgabe geworden. Alle sehen sich in der Verantwortung, sie „mitzunehmen“, zu integrieren und zu akzeptieren, unsere dementen Freunde und Mitbewohner in ihrer manchmal „verrückten“ Welt abzuholen.

Dabei kommt es nicht darauf an, perfekt zu sein, sondern ein „Händchen zu entwickeln“, was so viel bedeutet wie: einfühlsam und respektvoll, manchmal auch ganz spontan auf die Bedürfnisse des Einzelnen einzugehen und gegenseitiges Vertrauen aufzubauen, eine Gemeinschaft zu entwickeln.

Kennen Sie den Begriff „blindes Verstehen“? Oftmals kommt er mir bei der Betreuung schwer Demenzkranker in den Sinn. Wahrscheinlich werden wir den Verlauf der Krankheit auch mit all unseren Bemühungen nicht aufhalten können, aber durch kontinuierliches Arbeiten vielleicht Zeit gewinnen. Zeit, die unsere Schützlinge brauchen, eventuell verdeckte, alte Gefühle und Ereignisse aufzuarbeiten und auch mit sich selbst ins Reine zu kommen.

Das Ziel ist, in jeder Phase der Demenz eine befriedigende Kommunikation aufzubauen, sei sie auch später nonverbal und durch sanfte Berührungen ersetzt. Mit der Bereitschaft, die Realität Demenzkranker in jeder Phase ihrer Befindlichkeit anzunehmen, geben wir ihnen die Möglichkeit, bis zuletzt in Würde und Integrität zu leben, was, nach Naomi Feil, das erstrebenswerte Ziel unserer Arbeit sein sollte. Auf dem Weg dahin gibt es noch viel Schönes und Bemerkenswertes zu erleben, arbeiten wir daran!

Die einzelnen Kapitel dieses Buches sind in der Regel nach der mittleren Phase der Demenz ausgerichtet, oftmals mangelhaft orientierte oder zeitverwirrte Teilnehmer Ihrer Gruppe werden sich noch sehr gut der alten Begriffe, Redewendungen und Lieder erinnern. Die meisten Aktivitäten können sie noch eigenständig durchführen, oder sie bedürfen einer geringen Anleitung. Sehen Sie die Wortsammlungen und Redewendungen nicht unbedingt als Anreiz, diese zu suchen und zu sammeln, sondern vielmehr als Hilfestellung, persönliche Themen daraus zu entwickeln und immer wieder neue Gesprächsaufhänger zu schaffen, auch Aktivitäten daraus zu entwickeln. Mancher Spruch ist vielleicht regional nicht so bekannt? Vielleicht erinnert sich jemand aus Ihrer dementen Gruppe an die Bedeutung. Lassen Sie sich den Sinn der Volksweisheit, vielleicht auch den Hintergrund erklären – es steigert das Selbstwertgefühl Ihrer „Patienten“ und hat ein großes Lob verdient!

Innerhalb der Einführung zu jedem Kapitel finden Sie Hinweise zum Umgang mit Demenzerkrankten in der Spätphase. Beziehen Sie die alten Menschen auch dann weitmöglichst in den gemeinsamen Kreis ein, sie werden es genießen.

„Fördern, ohne zu überfordern“ ist der „rote Faden“ dieses Buches, begleitet von meinem persönlichen großen Wunsch, dass Demenzerkrankungen eines Tages wirksam behandelt werden können.

So ist dieses Buch ganz langsam entstanden, in vielen geselligen, lustigen, lehrreichen Stunden. Im Grunde genommen ist die Autorenliste sehr, sehr lang.

Dafür bedanke ich mich ganz herzlich, bei den Bewohnern der Seniorenresidenz, meinem Lebensgefährten, meinen Kindern und bei allen, die ihren Beitrag in einer Redewendung oder den Wortsammlungen wiederfinden.

Heute stelle ich es gerne all jenen zur Verfügung, die Freude an der Senioren- und Demenzarbeit haben und den Sinn ihrer Arbeit mit älteren Menschen darin sehen, aufbauend auf dem reichen Erfahrungsschatz der Senioren, Erinnerungen zu wecken, wertschätzende Anregungen zu geben und ergebnisorientiert zu arbeiten.

Es freut mich, wenn professionelles Pflegepersonal den eigenen Rhythmus einmal überdenkt und Anregungen findet, die Lebensqualität Demenzerkrankter zu verbessern und in einer entspannten Atmosphäre kritische Situationen zu entschärfen.

Sozialen Betreuern und aktiven Ehrenamtlichen wünsche ich, dass sie einen effektiven Weg finden, Demenzkranke auf spielerische Art und Weise zu motivieren und den alten Menschen würdevoll – unter Berücksichtigung des persönlichen Befindens – ein Gefühl der Zugehörigkeit und Wertschätzung zu vermitteln.

Für die „Pflege daheim“ habe ich geeignete Anregungen zur Verbesserung des Wohnumfelds und des täglichen Umgangs mit Demenzkranken erarbeitet, die ein selbständiges, eigenverantwortliches Leben erleichtern und verlängern, aber auch den eventuellen Einzug in ein Pflegeheim freundlicher gestalten können.

Ich wünsche Ihnen in Ihren Gruppenstunden und Ihrer täglichen Arbeit viele beglückende Momente – gehen wir gemeinsam auf „Wurzelsuche“!

Düren, im Juli 2008
Monika Paillon

Unter vier Augen: Vorbereitungen

Natürlich muss ich Ihnen, wenn Sie Erfahrungen in der Gruppenarbeit haben, nichts erklären, anderen erzähle ich gerne von meinen Erfahrungen:

Es bedarf einiger Vorbereitung, den richtigen Rahmen zu schaffen, in dem sich die Senioren, je nach persönlicher Befindlichkeit oder Krankheitsgeschichte, wohl fühlen und gerne auf eine gemeinsame Gruppenaktivität einlassen. Der Raum wird vorbereitet, bei Bedarf beheizt, die Sitzmöbel werden nach Möglichkeit zum Kreis gestellt. Auch die richtige Beleuchtung ist wichtig, was für mich gemütliches Licht bedeutet, ist für die Senioren zu dunkel – schließlich erzählen wir ja keine „Gute-Nacht-Geschichten". Natürlich stört grelles Neonlicht den Rahmen: Ist es zu hell, wird womöglich eine gewisse Anspannung erzeugt, die es zu vermeiden gilt. Bloß keine Prüfungssituation, niemand soll den Eindruck haben, er müsse sich mit den anderen messen – könnte womöglich versagen. In unserer Gruppe gibt es nur Gewinner, ich stelle fest, dass sich die Teilnehmer nach einiger Zeit sogar über kleine und große Erfolge ihrer „Kollegen" freuen können.

Da ich meinen Sitzplatz ebenfalls in den Kreis integriere, kann ich einen themenbezogenen Mittelpunkt schaffen. Mit ein wenig Fantasie bestücke ich vor der Stunde meinen Korb, bringe farbige Tücher, Kerzen, Pflanzen, Dekomaterial, Haushaltskleingeräte, Muscheln – alles, was zum Thema passt – mit. Schon wenn ich mit meinem Korb durchs Haus gehe, um unsere Bewohner einzuladen oder, vornehmlich Demenzkranke, zu erinnern, sind sie neugierig auf den Inhalt und freuen sich auf die gemeinsame Stunde.

Auf einem niedrigen Tisch, manchmal auch auf dem Fußboden, breite ich meine Schätze aus. Während wir gemeinsam bei einer entspannenden, leisen Hintergrundmusik abwarten, bis sich der Raum gefüllt hat und alle Teilnehmer anwesend sind, ist es eine Freude, zu beobachten, welches Interesse meine kleinen Schätze erregen – und zu ersten Gesprächen mit dem Nachbarn anregen. Wenn ich genau zuhöre, kann ich einige dieser Gespräche gleich aufgreifen, denn oft brauche ich kein Stichwort zu geben, die einleitende Gesprächsrunde gestaltet sich selbständig.

Natürlich gibt es auch immer wieder „stille Vertreter“, die ich erst durch gezielte persönliche Anrede zum Mitmachen animieren kann – aber man kennt ja seine „Pappenheimer“, und vornehmlich Demenzkranke brauchen oft einen kleinen Denkanstoß und die Gewissheit, dass wir auch an ihrer Person und Meinung interessiert sind, sie sind gleichberechtigte und wichtige Partner.

Die gemeinsame Stunde beginnt meist mit kleinen persönlichen Geschichten, im Themenbereich finden Sie einleitende Fragen oder Beispiele zum Einstieg. Die anschließende Suche nach entsprechenden Redewendungen und Wortsammlungen verbinde ich manchmal mit einem Spiel, denn nach Zuwerfen eines Balls kann ich gezielt bestimmen, wer antworten soll. Mit einem kleinen Noppenball wird gleichzeitig die Durchblutung der Hände angeregt, einen Schaumstoffball kann der Teilnehmer kneten, bevor er antwortet. So schaffen wir auch für demente Bewohner die nötige Zeit zum Nachzudenken.

Wenn ich weiß, heute wird es etwas schwieriger, verteile ich vor den Fragen Buchstabenkärtchen und gehe reihum vor. Die Bewohner können ihre Antworten vorbereiten (z. B. „Wir reisen nach: Amerika / Brasilien / Chile / Dänemark …“). Mit dieser Methode kann man auch ein wenig schummeln oder die Buchstaben gezielt verteilen, und da wir ja Freude, Spaß und Erfolg haben wollen, interessiert es niemanden, dass es oft gar kein Q, X oder Y im Antwortkästchen gibt, aber so einige doppelte Konsonanten. Da meine Karten eine Größe von 10 x 10 cm haben, kann das Argument „Brille vergessen“ erst gar nicht greifen.

Wichtig ist, dass jeder für jeden da ist, helfend und lobend, denn schließlich arbeiten wir als Gruppe, nicht als Einzelkämpfer! Wenn die Stunde Spaß macht, jeder sich angenommen und zufrieden fühlt, kommen im Miteinander negative Gedanken erst gar nicht auf, Alltagsprobleme werden beiseitegeschoben, und sogar körperliche Missempfindungen treten für eine Weile in den Hintergrund. Und wie freue ich mich, wenn mir am nächsten Tag ein Teilnehmer auf dem Flur begegnet und ganz aufgeregt sagt: „Mir ist da noch etwas eingefallen …“

Zum Ende der Stunde werden themenbezogene Lieder gesungen, natürlich sollen diese erst einmal erraten werden. Leider spiele ich kein Instrument, um sie anzustimmen, aber Vorsummen genügt auch, was mich aufgrund meiner (un)musikalischen Veranlagung oft verwundert und allgemeine Heiterkeit erregt. Vielleicht ist es Ihnen möglich, den Gesang instrumental zu begleiten, eventuell gibt es sogar Gruppenmitglieder, auch Demente, die ein Instrument spielen. Spannend ist es, nur Textstellen aus der ersten oder gar zweiten Strophe vorzulesen und den Liedtitel von der Gruppe suchen zu lassen. Mein Motto lautet: Das bekannteste Volkslied ganz zum Schluss!

Alle singen gerne und laut mit – und damit haben wir dann gleichzeitig noch einmal ganz tief durchgeatmet, um in den Alltag zurückzukehren.

Übrigens hat man festgestellt, dass man beim Singen – durch die Aktivierung der Zwerchfellatmung – die Durchblutung anregt, mehr Sauerstoff in die Organe und das Gehirn befördert, vermehrt Abwehrstoffe produziert und sogar Glückshormone ausschüttet (Bossinger 2006).

Selbst Demenzkranke, die sich nicht mehr verbal ausdrücken können, sind oft noch in der Lage, Lieder mitzusingen und sich im Takt zu bewegen. Spätestens jetzt ist es an der Zeit, ein großes Lob auszusprechen und nachzufragen, ob diese alte Fertigkeit in einem Chor oder sogar berufsbedingt ihren Ursprung hat. Wie schrieb schon der deutsche Dichter Johann Gottfried Seume (ein Zeitgenosse Goethes): „Wo man singt, da lass dich ruhig nieder …!“

Nach jeder Gruppenstunde habe ich dann das gute Gefühl, ich habe Neues erfahren und von „meinen“ Senioren, auch von den Demenzkranken, gelernt und für uns alle eine gute Ausgangsposition für einen schönen Tag geschaffen.

1 Das Leben ist lebenswert

Nicht ohne Grund habe ich dieses Thema an den Anfang gesetzt. Solange Sie sich jung, gesund und munter „durchs Leben schlagen“, werden Sie über diese Aussage erst gar nicht nachdenken oder sie ganz einfach voraussetzen. Kommen Sie dann, wie ich, sprichwörtlich „so langsam in die Jahre“, betreuen Eltern, Angehörige oder arbeiten in der Pflege, einem Sozialdienst, in ehrenamtlicher Tätigkeit, gelangt diese Aussage zu einer ganz neuen Wertigkeit.

Ich erinnere mich noch sehr gut an die ersten Tage meiner Tätigkeit im sozial-kulturellen-Dienst, die Begegnungen mit den Senioren, das vorsichtige Herantasten und das erste Kennenlernen, die Gespräche ... Nachhaltig beeindruckt haben mich von Anfang an die dementen Bewohner der Residenz, ganz gleich, ob die Alzheimer-Krankheit oder eine andere Form der Demenz diagnostiziert wurde.

„Die armen alten Leute“, dachte ich damals und hatte erst einmal wirkliche Bedenken, mit ihnen umzugehen. Heute freue ich mich jeden Tag, sie wiederzusehen, bei allem Respekt sind wir uns recht freundschaftlich, beinahe familiär verbunden. Es sind keine armen alten Leute, es sind Persönlichkeiten mit einem ganz großen Erfahrungsschatz nach einem langen, ereignisreichen, prägenden Leben. Es sind Menschen wie Sie und ich und vor allem: Menschen mit den gleichen Grundbedürfnissen. Darum ist es auch nach einer Zeit des Kennenlernens, vor allem in der ersten Phase der Demenz nicht schwer, Ihre Schützlinge zu verstehen, ihr Verhalten nachzuvollziehen.

Fragen Sie sich einfach: „Wie würde ich mich denn jetzt fühlen, in dieser Situation, dieser Umgebung, unter diesen Umständen?“

Ich möchte Ihnen in diesem Buch nicht die Diagnose „Alzheimer-Demenz“, die Hintergründe und Auswirkungen erklären, dazu stellen Experten ausreichende Informationen zur Verfügung. Wenn Sie die Möglichkeit haben, schauen Sie sich z. B. die Internetseite der Deutschen Alzheimer Gesellschaft e. V. an, dort finden Sie sehr hilfreiche Informationen, Selbsthilfegruppen und Broschüren zum Bestellen.

Dieses Buch gibt Ihnen Hinweise und Arbeitshilfen zum sofortigen Umsetzen an die Hand, aus der Praxis, für die Praxis. Wichtige Voraussetzungen wie soziale Kompetenz, die sich in persönlicher Reife, Empathie, Geduld und Humor, aber auch in der Fähigkeit, die nötige Distanz aufzubauen, ausdrückt, bringen Sie als Betreuungsperson mit.

Das Leben ist lebenswert ... und Sie werden feststellen, dass es sich immer wieder bestätigt – es ist so einfach, diesen Satz mit Leben zu füllen.

Möchten Sie, dass man Sie respektvoll behandelt, Sie da abholt, wo Sie stehen? Alzheimer-Patienten auch!

Mögen Sie Menschen, die Sie nicht vorführen, Sie nicht in peinliche Situationen bringen, Sie weder psychisch noch physisch überfordern? Alzheimer-Patienten auch!

Bewegen Sie sich gerne im Kreis guter Freunde, die Ihre Lebensgeschichte kennen, sich in Sie hineinversetzen können, in deren Umgebung Sie sich sicher fühlen, wo Sie akzeptiert werden, auch mit all Ihren kleinen „Macken"? Demenzerkrankte auch! Und ist es nicht wunderbar, im vertrauten Kreis gemeinsam zu lachen, zu singen, zu arbeiten, sich zu unterstützen, auch einmal zu trösten und in den Arm zu nehmen? Ihre Mitmenschen in jedem Stadium der Demenz fühlen genauso.

Sie sehen also, es gibt keinen Grund, Hemmungen vor diesem Krankheitsbild zu haben, im Gegenteil. Schaffen Sie eine Atmosphäre, in der auch Sie sich wohl fühlen, nehmen Sie sich Zeit füreinander, tauchen Sie ein in diese – für uns manchmal verschleierte – Welt.

Im Laufe der Zeit werden Ihnen die kleinen Rollenspiele in Fleisch und Blut übergehen, vieles in Ihrem Verhalten, heute vielleicht noch bewusst und gezielt eingesetzt, wird zum Alltag werden, Sie sind genauso eingebunden wie die Demenzerkrankten auch.

Miteinander gehen, miteinander leben – es kommt so viel zurück!

In einem alten Geburtstagsgedicht las ich den Schlusssatz: „Du machst mein Leben bunt und schön!" So soll es sein – für beide Seiten – bunt, schön und lebenswert.

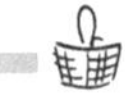

Vorschläge zur Materialsammlung:
Fotos und Symbole bedeutender Ereignisse, z. B. Taufkerze, Hochzeitsbild, Babyrassel ..., auch Urlaubsfotos, Blumen, „Grundnahrungsmittel“ wie Brot, Wasser, Obst ...

Gesprächsrunde zur Einführung:
Wer oder was macht das Leben für Sie lebenswert? Änderten sich die Gesichtspunkte im Laufe Ihres Lebens? Verraten Sie uns Hoffnungen, Ziele, Wünsche, die Sie für die Zukunft haben? Welche drei Wünsche hätten Sie an die gute Fee? Welche drei Dinge würden Sie auf eine einsame Insel mitnehmen, für drei Wochen / für ein Jahr / für immer?

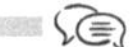

Redewendungen – Leben:
auf / hinter dem Mond leben
auf der Sonnenseite des Lebens stehen
auf großem Fuß leben
aus dem Koffer leben
das Leben aushauchen
das Leben ist kein Kinderspiel
das Spiel um Leben und Tod (Gladiatoren)
den Bund fürs Leben schließen
der Ernst des Lebens
der Sinn des Lebens
Deutsche Lebens-Rettungs-Gesellschaft (DLRG)
die Chance seines Lebens
die Kunst des Lebens
die Lebensgeister wieder wecken
dies ist ein neuer Lebensabschnitt
ein Leben in Abgeschiedenheit
ein Leben in Saus und Braus
ein Leben in Sünde
ein Leben zu zweit
ein wandelndes / lebendes Lexikon
eine Katze hat sieben Leben
einem Kind das Leben schenken
es von den Lebendigen / Lebenden nehmen
etwas ins Leben rufen

etwas ist zum Leben zu wenig, zum Sterben zu viel
Freunde / Feinde fürs Leben
für sein Leben gern
im Leben nicht
im Wolkenkuckucksheim leben
in den Tag hinein leben
in etwas kommt Leben
in seiner eigenen Welt leben
jemand hat sein Leben verspielt
jemandem ans Leben wollen
jemandem das Leben zur Hölle machen
jemandem das Licht / Lebenslicht ausblasen
jemandem den Lebensfaden abschneiden
jemandem die Hand fürs Leben reichen
jemandem nach dem Leben trachten
Leben in die Bude bringen
leben und leben lassen
leben wie Gott in Frankreich
lebendig begraben sein
lebenserhaltende Maßnahmen
Leib und Leben riskieren
mehr tot als lebendig
mit beiden Füßen (fest) im Leben stehen
mit dem Leben abgeschlossen haben
mit seinem Leben spielen
nie im Leben
nur das nackte Leben retten
Ordnung ist das halbe Leben
sein Leben fristen
sein Leben in die Waagschale werfen
sein Leben lassen
seines Lebens nicht mehr froh werden
seines Lebens nicht sicher sein
sich / jemanden ums Leben bringen
sich durchs Leben schlagen
so ist das Leben nun einmal
Spiel des Lebens
Sternstunden des Lebens
tot oder lebendig
träume nicht dein Leben, lebe deinen Traum

über seine Verhältnisse leben
ums Leben kommen
unter Einsatz seines Lebens
von der Hand in den Mund leben
von seiner Hände Arbeit leben
wie aus dem Leben gegriffen
wie das Leben so spielt
wie die Made im Speck leben
zeit seines Lebens

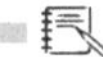

Wortsammlung – Leben:

lebendig
Lebensanfang
Lebensbaum
lebensbejahend
Lebenselixier
Lebensende
Lebenserfahrung
lebensfroh
Lebensgefahr
lebensgefährlich
Lebensgefährte
Lebensgeister
Lebenshilfe
Lebenskünstler
lebenslang
lebenslänglich

Lebenslauf
Lebenslust
lebenslustig
Lebensmittel
Lebensmittelallergie
Lebensmittelvergiftung
lebensnotwendig
Lebensretter
Lebensstil
Lebensuhr
lebensuntauglich
Lebensversicherung
Lebensweg
Lebensweisheit
Lebenswerk
lebenswichtig

ableben
Arbeitsleben
ausleben
beleben
Eheleben
Eigenleben
erlebt
Familienleben

gelebt
Hundeleben
Junggesellenleben
Lotterleben
Luxusleben
überleben
verleben
vorleben

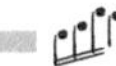

Lieder:

Das Leben bringt groß' Freud, das wissen alle Leut'
Eine neue Liebe ist wie ein neues Leben
Es gibt ein zweites Leben
Freut euch des Lebens
Fußball ist unser Leben (WM 1974)
Hoch soll er leben
Im Leben, im Leben, geht mancher Schuss daneben
Man muss das Leben eben nehmen, wie das Leben eben ist
Nur die Liebe lässt uns leben
Solange wir leben
Üb immer Treu und Redlichkeit
Und sollt ich im Leben ein Mädel einst frei'n

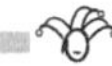

Spiel:

In einer größeren Gruppe kann man schöne Wortketten bilden, so wird reihum nach dem Alphabet geantwortet, mit einem bestimmten Buchstaben beginnend, z.B. alle Antworten mit A/B/D/H/oder jeweils mit dem letzten Buchstaben des Vordermannes.

Fragen können anregen: Was macht das Leben lebenswert? Worauf möchten Sie keinesfalls verzichten? Was wünschen Sie Ihrem besten Freund/Ihrem ärgsten Feind …?

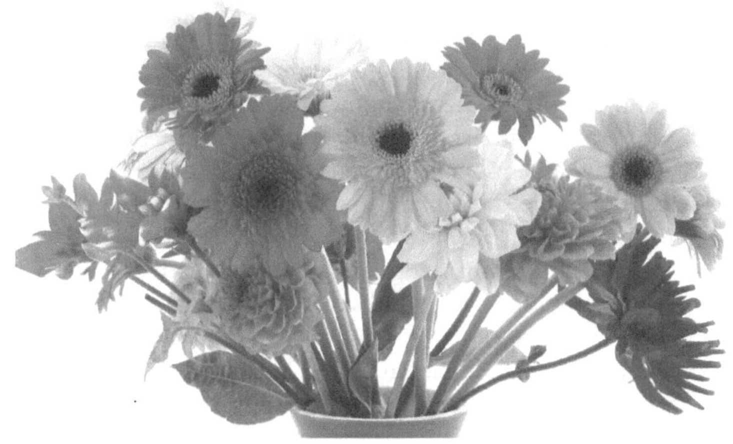

Blühendes Leben

2 Der Mensch und sein Tier

Ein beinahe unerschöpfliches Thema sowohl in der gemischten Großgruppe als auch für Demente in jeder Phase ihrer Krankheit.

Das Kuratorium Deutsche Altershilfe (KDA) bietet einen Leitfaden zu diesem Thema mit der Überschrift „Tiere öffnen Welten“. Wenn wir einen kurzen Augenblick darüber nachdenken, wissen wir, dass Tiere all unsere Sinne ansprechen und auch als Thema geeignet sind, wenn anscheinend nicht mehr alle Sinne erreicht werden. Wie gesagt: Wenn es den Anschein hat ...

In unserer Einrichtung leben seit Jahren zwei alte Katzendamen, sagen wir lieber, sie residieren dort, und erfreulicherweise hören sie sowohl auf „Minka“, „Mauzi“, „Mimi“, „Pussi“ als auch auf „Katz“ und „Katerle“. Wenn die beiden über den Rasen tollen, Fliegen fangen oder miteinander spielen, entwickeln sich Gespräche von ganz alleine.

Sie werden über die Frage nach einem früheren Haustier sehr viel über Ihre Gruppenmitglieder erfahren, einiges wird Ihnen sogar helfen, eine individuelle Biografie zu vervollständigen. Formulieren Sie Ihre Fragen positiv: „Sie haben Ihren Hund bestimmt immer sehr gut versorgt.“ „Sicher waren Sie eine gute Katzenmutter.“

Demenzerkrankte in der frühen Phase können ein Haustier meist noch eigenverantwortlich versorgen, oft sind die treuen Weggefährten eine wesentliche Quelle ihres Lebenswillens. Auch in späten Phasen der Demenz sammeln Sie durch den Einsatz von Tieren sehr erfreuliche Erfahrungen. Beobachten Sie beispielsweise die Wirkung, einem Dementen eine Katze in den Schoß zu legen, selbst wenn Sie seine Hand für die ersten Streicheleinheiten führen müssen. Leiten Sie ihn sanft an, das Fell zu kraulen, machen Sie auf das Schnurren aufmerksam. Erzählen Sie eine kleine Geschichte dazu, und Sie spüren und sehen die beruhigende Wirkung des zahmen Tierchens.

Zur Demenzarbeit mit Tieren gibt es sehr vielfältige Anregungen, ein Foto des langjährigen Gefährten im Zimmer (bitten Sie, wenn es nötig ist, die Angehörigen darum) bietet schon während der eventuellen Grundpflege ein geeignetes und beliebtes

Gesprächsthema. Auch als Orientierungshilfe, im Seniorenheim beispielsweise zum Kennzeichnen der Wohngruppe oder des Zimmers. Scheuen Sie sich als Bezugsperson nicht, ein kuscheliges Stofftier anzuschaffen, diese sind nicht nur als Kinderspielzeug bestens geeignet, man kann sie so schön „knuddeln" und trainiert gleichzeitig den Tastsinn.

Oft habe ich erfahren, dass Demente im Spätstadium, der „nonverbalen Phase", wie Naomi Feil, die Begründerin der Validationsmethode, diese letzte Phase der Krankheit bezeichnet, ebenso sensibel auf Tierstimmen wie auf ihre bevorzugte Musik reagieren. Geliebte Geräusche können Demente noch sehr lange erreichen.

Als kleinen Tipp gebe ich Ihnen gerne noch auf den Weg, sich einen Fellhandschuh anzuschaffen, sie werden durch Streicheleinheiten damit Wohlfühloasen schaffen. Die beliebtesten Streichelzonen sind übrigens die Schläfen, die Wangen, der Hals, verrät Naomi Feil. Vor allem in den späten Phasen einer Demenz gilt also: Streicheln, wenn Sie merken, es wird als angenehm empfunden, ist erlaubt!

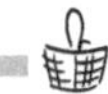

Vorschläge zur Materialsammlung:
Fotos: Menschen in verschiedenen Lebenslagen, Menschen in jedem Alter, Menschen anderer Länder, Menschen im Beruf, Tierbilder oder -figuren, eventuell Globus oder Landkarte, um diese zuzuordnen.

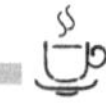

Gesprächsrunde zur Einführung:
Man sagt, ein Tier sei der treueste Freund eines Menschen, kennen Sie Beispiele? Hatten Sie ein besonders zahmes Haustier?

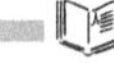

Zum Vorlesen:
„Der Mensch" – K. Tucholsky
„Der gute Mensch von Sezuan" – B. Brecht

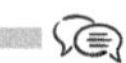

Redewendungen – Mensch:
alles Menschenmögliche tun
der Mensch denkt und Gott lenkt
der Mensch lebt nicht vom Brot allein

die Wiege der Menschheit
ein Mensch aus Fleisch und Blut
ein Mensch wie du und ich
ein Mensch zweiter Klasse sein
ein menschliches Rühren verspüren
ein neuer / anderer Mensch werden
ein Teufel in Menschengestalt
eine Seele von Mensch sein
gesunder Menschenverstand
ich bin auch nur ein Mensch
Irren ist menschlich
jemanden auf die Menschheit loslassen
keine Menschenseele
mal wieder unter Menschen gehen
Mensch ärgere dich nicht
Mensch Meier
Mensch, was willst du mehr
Menschen seines Schlages
Menschenskinder noch mal
nach menschlichem Ermessen
nur noch ein halber Mensch sein
seit Menschengedenken
sich anstellen wie der erste Mensch
von Mensch zu Mensch
was Gott zusammenfügt, soll der Mensch nicht scheiden
wie der erste Mensch
wie der letzte Mensch

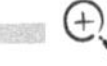

Zitat:
„Der Mensch hat dreierlei Wege, klug zu handeln: erstens durch Nachdenken, das ist der edelste, zweitens durch Nachahmen, das ist der leichteste, und drittens durch Erfahrung, das ist der bitterste." – Konfuzius

Wortsammlung – Mensch:
Menschenauflauf
Menschenflöhe
Menschenfresser
Menschenopfer
Menschenrechte
Menschenrechtler

Menschengedenken
Menschengedränge
Menschengewühl
Menschenhandel
Menschenkenner
Menschenkenntnis
Menschenkette
Menschenleben
menschenleer
Menschenmasse
menschenscheu
Menschenschlange
menschenunwürdig
menschenverachtend
Menschenverstand
Menschenversuche
Menschenwürde
Menschheit
menschlich

Familienmensch
Gefühlsmensch
Gemütsmensch
Mitmensch
Schlangenmensch
Schneemensch
Stadtmensch
Gewohnheitsmensch
Höhlenmensch
Kopfmensch
Marsmensch
Steinzeitmensch
Unmensch
Urmensch
Waldmensch

Lieder:

Hier ist ein Mensch, der trifft dein Herz
In der Nacht ist der Mensch nicht gern alleine
Mensch
Menschen, die ihr war't verloren

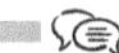

Redewendungen – Tiere:

alter Esel
anschmiegsam wie eine Katze / Schmusekatze
auf den Hund gekommen
aus einer Mücke einen Elefanten machen
blöde Kuh
bunt wie ein Papagei
das geht auf keine Kuhhaut
den Bock zum Gärtner machen
die Flöhe husten hören
die Katze lässt das Mausen nicht
Dreckspatz
dumme Gans

ein hohes Tier sein
eingebildete Ziege
etwas tierisch ernst nehmen
flink wie eine Ameise
gib dem Affen Zucker
in der Not frisst der Teufel Fliegen
jedem Tierchen sein Pläsierchen
jemandem eine Eselsbrücke bauen
jemandem eine Laus in den Pelz setzen
mich knutscht ein Elch
mich laust der Affe
mit den Wölfen heulen
nachts sind alle Katzen grau
Perlen vor die Säue werfen
Pferdestärken
Platzhirsch
quäle nie ein Tier im Scherz, denn es fühlt wie du den Schmerz
saugemütlich
scheu wie ein Reh
schillernd wie ein Pfau
schlau wie ein Fuchs
sich auf die Bärenhaut legen
stur wie ein Bock
tierisch gut / schlecht
trampelig wie ein Elefant
viele Hunde sind des Hasen Tod
vom wilden Affen gebissen
weise wie eine Eule
wenn es dem Esel zu wohl wird, geht er aufs Eis
Wespen (Hummeln) im Hintern haben
wie Katz und Hund sein
zum wilden Tier werden
zwei Fliegen mit einer Klappe schlagen

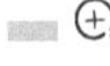

Zitat:
„Gott hat den Menschen erschaffen, weil er vom Affen enttäuscht war. Danach hat er auf weitere Experimente verzichtet.“ – M. Twain

Begriff:

Orden wider den tierischen Ernst

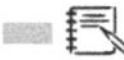

Wortsammlung – Tier:

Tierarzt
Tierbändiger
Tierfalle
Tierfilm
Tierfutter
Tiergarten
Tiergeschichte
Tierhaltung
Tierhandlung
Tierheim
Tierkäfig
Tierleben
Tierliebe
Tierpark
Tierpfleger
Tierquälerei
Tierreich
Tierschutz
Tierwärter
Tierzucht

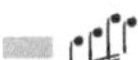

Lieder:

ABC, die Katze lief im Schnee
Alle meine Entchen
Alle Vögel sind schon da
Auf der Mauer, auf der Lauer
Auf einem Baum ein Kuckuck saß
Ein Schneider fing 'ne Maus
Ein Vogel wollte Hochzeit machen
Eine Schwalbe macht noch keinen Sommer
Es steht ein Pferd auf dem Flur
Fuchs, du hast die Gans gestohlen
Häschen in der Grube
Ich bin ein kleiner Hund
Ich wünsch' mir 'ne kleine Miezekatze
Katzenklo
Kommt ein Vogel geflogen
Kuckuck, Kuckuck, ruft's aus dem Wald
Machen wir's den Schwalben nach
Maikäfer flieg
St. Martin
Summ, summ, summ, Bienchen summ herum
Suse, liebe Suse
Vogelhochzeit
Vöglein im hohen Baum
Wenn ich ein Vöglein wär
Zwei weiße Tauben

Spiele:

In der Kleingruppe kann man sehr schön „Tier-Memory" spielen, es wird als Seniorenspiel mit großen Karten angeboten. Eventuell können Sie noch die Anzahl der Paare reduzieren oder die Spielregeln vereinfachen, indem jeweils beim Ziehen eine Karte offen auf dem Tisch liegen bleibt.

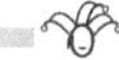

In der Großgruppe:

Verteilen Sie Karten mit Tiermotiven paarweise in der Gruppe – die Teilnehmer sollen die passenden Geräusche nachahmen und sich so als Tierpaar finden. Dazu sollten Sie allerdings die Karten vorher durchsehen, das Nachahmen von Pinguinen, Schlangen, Küken, Kamelen ist schwierig.

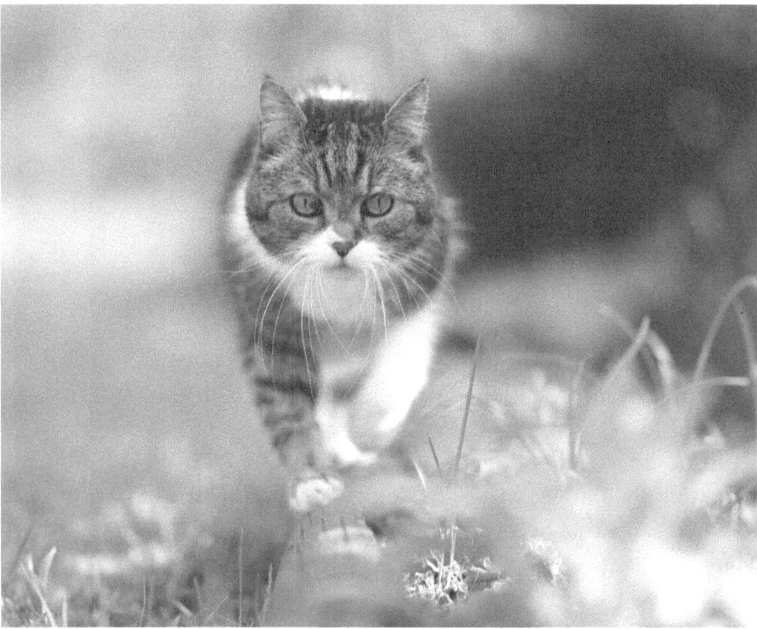

Tiere sprechen alle Sinne an

3 Augen auf!

… klingt fast wie ein Befehl, ist natürlich nur ein besonderer Wunsch.

Es gibt so viel zu sehen, schauen Sie hin! Und schauen Sie auch einmal die Umgebung Ihrer Alzheimer-Patienten aus ihrem oft eingeschränkten Blickwinkel an! Gibt es dort überhaupt etwas zu sehen? Würde es Ihnen nicht auch „auf die Stimmung schlagen", den ganzen Tag eine weiße Wand anzusehen oder sich in schlecht ausgeleuchteten Räumen vor „bedrohlichen" Schatten zu fürchten?

Das KDA z.B. bietet Tagesseminare an, die die Bedeutung von Licht, Farbe und Materialien zur Wohnraumgestaltung erläutern. Sie werden staunen, welchen Stellenwert die Schaffung eines bedürfnisorientierten Milieus für Demenzkranke, besonders in Bezug auf Orientierung, Geborgenheit und Sicherheit hat, welch positive Ergebnisse in Bezug auf das persönliche Wohlbefinden Sie auch mit geringen Mitteln erzielen können. Dekorieren Sie in Wohneinrichtungen oder auch zu Hause das Zimmer jahreszeitlich- oder persönlichkeitsorientiert. Bekannte Bilder und Gegenstände sind visuelle Erinnerungshilfen, greifen Sie Gespräche zu diesen liebevoll auf!

Betreuen Sie einen immobilen oder bettlägerigen „Schützling"? Vertraute Ansichten (Fotos, Bilder) *in Augenhöhe und Blickwinkel des Patienten anbringen*! Ein buntes Mobile oder Windspiel verschönert selbst einen Bettgalgen und bewegt sich sanft, es gibt etwas zu sehen!

Auch in gemischten Gruppen schaffen Sie mit diesem Thema immer wieder neue Gesprächsrunden. Schauen Sie in die Liste der Redewendungen – zu jeder lassen sich auch humorvolle Fragen stellen. Vielleicht mag Ihnen ja einer der Teilnehmer anvertrauen, auf wen er schon einmal „ein Auge geworfen hat"?

Arbeiten Sie nach den Spielvorschlägen, beachten Sie, möglichst kontrastreiche Bilder auszusuchen, das erleichtert die Betrachtung, starke Kontraste (Schwarz-Weiß) regen das Sehvermögen an. Bildvorschläge von bekannten Orten und interessanten Ereignissen helfen Demenzerkrankten, das Langzeitgedächtnis zu aktivieren, Legespiele stimulieren zusätzlich den Tastsinn.

Noch eine kleine Wichtigkeit zum Schluss: Augen auf! – Das Erwachen am Morgen: Wie werden Sie persönlich gerne geweckt? Sanft, freundlich, lächelnd, mit einer lieben Bemerkung und einem netten Wunsch für den Tag? Geben Sie es weiter! Arbeiten Sie mit offenen Augen, Sie werden bestimmt bei der nächsten Begegnung mit offenen Armen empfangen.

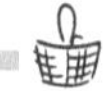

Vorschläge zur Materialsammlung:
Alles rund um das Auge, z.B. Brille, Sonnenbrille, eventuell ein Kaleidoskop oder Bilder mit Sinnestäuschungen, Beispiele finden Sie im Internet.

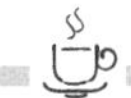

Gesprächsrunde zur Einführung:
Man führt ein Gespräch unter vier Augen ... Was ist damit gemeint? Was ist der Unterschied zwischen einem „Vier-Augen-Gespräch" und einem Telefonat? Es gibt Heilpraktiker und Ärzte, die eine Augendiagnose durchführen – was erkennen Sie, wenn Sie jemandem in die Augen schauen?

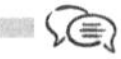

Redewendungen:
(große) Augen machen
Augen auf im Straßenverkehr
auf dem linken / rechten Auge blind sein
auf gleicher Augenhöhe
Auge um Auge, Zahn um Zahn
Augen der Zeit
Augen und Ohren offen halten
Augen wie ein Luchs haben
Augen zu und durch
Augenblick (mal)
Augenwischerei
aus den Augen – aus dem Sinn
beide Augen zudrücken
blaue Augen, Himmelsstern
da bleibt kein Auge trocken
da waren die Augen wohl größer als der Mund / Magen

das Auge beleidigen
das Auge des Gesetzes
das Auge isst mit
das kann aber ins Auge gehen
das Weiße im Auge sehen
dem Tod in die Augen schauen / sehen
den Balken im eigenen Auge nicht sehen (aber den Splitter im fremden)
den Dingen ins Auge sehen
der Gefahr ins Auge sehen
die Augen aufmachen
die Augen aufsperren
die Augen für immer schließen
die Augen geradeaus
die Augen offen haben / halten
die Augen überall haben
die Augen verdrehen
die Augen vor etwas verschließen
die Hand nicht vor Augen sehen können
ein Auge auf etwas / jemanden haben
ein Auge auf jemanden werfen
ein Auge für etwas haben
ein Auge riskieren
ein Auge zudrücken; beide Augen zudrücken
ein Augenstern
ein wachsames Auge auf etwas haben
eine Krähe hackt der anderen kein Auge aus
einen lichten Augenblick haben
einer Sache ins Auge sehen / schauen
etwas / jemanden im Auge haben
etwas / jemanden nicht aus den Augen lassen
etwas auf den Augen haben
etwas im Auge haben
etwas in Augenschein nehmen
etwas ins Auge fassen
etwas ist ein Augenschmaus
etwas ist eine (wahre) Augenweide
etwas ist jemandem ein Dorn im Auge
etwas mit anderen Augen sehen
etwas mit eigenen Augen sehen

etwas mit einem lachenden und einem weinenden Auge sehen
etwas unter vier Augen besprechen
etwas von hinten durch die Brust ins Auge machen
etwas vor Augen haben
etwas wie seinen Augapfel hüten
ganz Auge und Ohr sein
geh mir aus den Augen
Holzauge, sei wachsam
in meinen Augen
ins Auge fallen / springen / stechen
jemand hat noch Feuer in den Augen
jemandem / sich etwas vor Augen führen
jemandem die Augen öffnen
jemandem etwas aufs Auge drücken
jemandem etwas vor Augen stellen
jemandem fallen die Augen aus dem Kopf
jemandem fällt es wie Schuppen von den Augen
jemandem gehen die Augen über
jemandem jeden Wunsch von den Augen ablesen
jemandem laufen die Augen über
jemandem nicht das Weiße im Auge gönnen
jemandem nicht in die Augen sehen können
jemandem nicht mehr unter die Augen treten können
jemandem Sand in die Augen streuen
jemandem schöne Augen machen
jemandem steht die Falschheit in den Augen geschrieben
jemandem tanzen die Sterne vor Augen
jemandem unter die Augen kommen
jemandem wird es ganz grün und blau vor Augen
jemandem wird es Nacht vor Augen
jemandem wird schwarz vor Augen
jemanden / etwas aus den Augen schaffen
jemanden / etwas mit scheelen Augen ansehen
jemanden aus den Augen verlieren
jemanden mit den Augen ausziehen
kein Auge für etwas / jemanden haben
kein Auge von jemandem / etwas lassen
kein Auge zutun
Klappen vor den Augen haben
können diese Augen lügen

man muss hinten und vorn Augen haben
mit Augenmaß handeln
mit bloßem / nacktem Auge
mit den Augendeckeln klimpern
mit einem Auge zwinkern
mit einem blauen Auge davonkommen
mit offenen Augen durch die Welt gehen
mit offenen Augen ins Unglück rennen
mit offenen Augen schlafen
mit offenen Augen träumen
Mund auf, Augen zu
nach Augenmaß
nur für jemanden Augen haben
sehenden Auges etwas tun
sein Augenmerk auf etwas richten
seinen Augen nicht trauen
sich Auge in Auge gegenüberstehen
sich den Schlaf aus den Augen reiben
sich die Augen aus dem Kopf weinen
sich die Augen ausweinen
sich etwas vor Augen halten
sich verwundert die Augen reiben
so weit das Auge reicht
Tomaten auf den Augen haben
unter jemandes Augen
vier Augen sehen mehr als zwei
vor aller Augen
vor dem inneren Auge
was die Augen sehen, glaubt das Herz
wie die Faust aufs Auge zusammenpassen

Wortsammlung:

Augapfel
Augenarzt
Augenaufschlag
Augenblick
Augenbraue
Augencreme
Augenfalter
Augenkrankheit
Augenlid
Augenmaß
Augenmuskel
Augen-OP
Augenoptiker
Augenringe

Augenfarbe
Augengläser
Augenheilkunde
Augenhintergrund
Augenhöhe
Augenhöhle
Augenklinik
Augenschatten
Augenschmaus
Augenstern
Augentropfen
Augentrost
Augenwimpern
Augenwischerei

Argusaugen
blaues Auge
Facettenaugen
Fettaugen
Froschaugen
Glasauge
Glubschaugen
Holzauge
Hühneraugen
Kinderaugen
Kulleraugen
Ochsenauge
Pfauenauge
Rehaugen
Schlafaugen
Schlafzimmeraugen
Stielaugen
Windauge

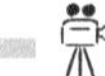

Filme:

Das dritte Auge
Casablanca – „Schau mir in die Augen, Kleines."

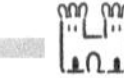

Märchen:

Rotkäppchen – Brüder Grimm
Das Feuerzeug – Hans Christian Andersen

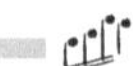

Lieder:

Am Brunnen vor dem Tore
Augen wie zwei Sterne
Das Lieben bringt groß' Freud
Deine blauen Augen machen mich so sentimental
Dich erkenn ich mit verbundenen Augen
Die schwarze Barbara
Einäuglein, Zweiäuglein, Dreiäuglein
Ich brech' die Herzen der stolzesten Frauen
Ich träume mit offenen Augen von dir
Kornblumenblau

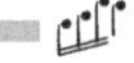

Morgen, Kinder, wird's was geben
Schließ die Augen, wenn du glücklich bist
Puppchen, du bist mein Augenstern
Schau mir in die Augen
Wenn alle Brünnlein fließen
Zwei schwarze Augen

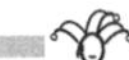

Spiele:

Zum Thema passend bieten sich Konzentrations-, Lege- und Tastspiele an:

a) Bringen Sie markante Gegenstände mit, lassen Sie die Teilnehmer schauen und anfassen und sich nach einer Weile – vielleicht auch nach dem nächsten Spiel – erinnern.
b) Oder Sie verpacken z. B. Würfel, Murmeln, kleine Haushaltsgegenstände (Fingerhut, Knopf, Stopfei, Flaschenöffner etc.) in Säckchen und lassen die Teilnehmer den Inhalt erraten.
Vorsicht: evtl. Verletzungsgefahr!
c) Auch Fehlersuche bei entsprechender Bildgröße ist eine gute Übung.
d) Vielleicht haben Sie sogar einen Mitarbeiter, der sich aus einer Kleiderkiste bedient und jeweils für einige Minuten durch den Raum flaniert. Die Teilnehmer werden Spaß daran haben, die jeweiligen Veränderungen (Halskette, Handtasche, Gürtel …) zu erraten!

4 Vatertag und Mütterliches

Zwei Themen, die eigentlich zusammengehören.

Die Vielfalt der Redewendungen und Sprichwörter ist jedoch so umfangreich, dass ich sie getrennt habe.

Es lassen sich für gemischte Groß- oder Kleingruppen anregende, auch lustige Spiele und Bewegungsübungen daraus gestalten. Selbst für 10-Minuten-Aktivierungen, die z. B. Ute Schmidt-Hackenberg entwickelt und in Büchern und Kurzfilmen anschaulich demonstriert hat, sind diese beiden Themenvorschläge bestens geeignet. Nutzen Sie einfache Alltagsgegenstände, die überall leicht zu besorgen sind, um Ihre demenzerkrankten Mitspieler in ganz kurzer Zeit nicht zu überfordern, sie aber durch eine kleine gegenstands- und handlungsbezogene Erinnerungsreise aus dem – manchmal monotonen – Alltagsgeschehen zu entführen. Schmidt-Hackenberg empfiehlt dazu themenorientierte „Kramkisten", eine schöne Idee, denn unserer Fantasie sind dabei keine Grenzen gesetzt.

Als Beispiel erzähle ich Ihnen gerne von einem Bewohner, der in Österreich aufgewachsen ist. Wir alle konnten die Freude miterleben, als er in „seinem" Karton Ansichtskarten aus den Bergen entdeckte, einen Gamsbart, einen Kinderrucksack, ein Fernglas, ein rot-weiß kariertes Taschentuch … Die ganze Gruppe hatte Spaß daran, einige Ausdrücke aus seiner Heimat zu lernen und ein Wanderlied zu singen.

Packen Sie nicht nur Themenkisten, auch geschlechtsspezifische Schubladen sind interessant. In „Vaters Lade" z. B. gehören Hosenträger, Sockenhalter (wenn Sie diese finden), Manschettenknöpfe, vielleicht ein Orden, ein Stofftaschentuch, alte Fotos, eine Bartbinde, ein Klappzylinder, zu dem Sie dann auch gleich das passende Lied singen können: „Schön ist ein Zylinderhut …", den Text gibt es im Internet. Sicher macht es den Herren der Schöpfung viel mehr Spaß, als in „Weiberkram" zu suchen. Denn welcher Mann erklärt schon gerne ein Stopfei? Kleine Bewegungsübungen lassen sich leicht ergänzen. Glauben Sie mir, dass Männer mit Ledergürteln viel lieber turnen als mit bunten Bändern? Dass sie mit einem Schraubenzieher in der Hand ihre Handgelenke beim „Schraubendrehen nach rechts und links“ besser bewegen können als bei „Trockenübungen“? Und dass Ihre Mitspielerinnen ein Handtuch mindestens fünf Mal über ein Waschbrett ziehen, wringen, „in der Luft bügeln“? Kennen noch alle Damen Ihrer Gruppe ein Fischbeinstäbchen? Früher wurden diese in Mieder eingearbeitet, für eine gerade und aufrechte Körperhaltung sorgte übrigens ein Knopf hinten im Büstenhalter … Sie wundern sich? Fragen Sie Ihre dementen Gruppenmitglieder danach, sie werden es Ihnen anvertrauen!

Mit diesen beiden Themen werden alle Sinne angesprochen. Füllen Sie in ausgemusterte Gewürzdosen Tabak, schwarze Seife (altes Putzmittel) oder Strohblumen, Babypuder etc., und regen Sie zu Schnupperminuten an! Oder fragen Sie nach Backrezepten, nachdem Zimt und Anis in den Dosen erraten wurden. Eine riesige Materialsammlung finden Sie auf jedem Trödelmarkt. Sehen Sie das Thema auch als Synonym für Männlein und Weiblein, es bietet Gesprächsstoff und Anregungen für ein großes Miteinander der Geschlechter.

Auch in späteren Phasen der Demenzerkrankung stellen Sie fest, dass Sie durch vertraute Gerüche oder Gegenstände Erinnerungen wecken können. Angenehme Gerüche (z. B. ätherische Öle) evtl. in Verbindung mit entspannender oder anregender Musik ermöglichen dem alten Menschen angenehme Sinneswahrnehmungen, welche man nicht immer intellektuell verarbeiten muss. Sich spontan und gefühlsmäßig darauf einzulassen kann dem Entzug von sensorischen Reizen und Sinneseindrücken vorbeugen, die sich bei fortschreitender Demenz sowohl in Unruhe als auch in Apathie äußern kann. Verwenden Sie naturreine Öle sehr sparsam, um allergischen Reaktionen vorzubeugen, und integrieren Sie dieses Angebot in die Milieugestaltung des Wohnbereichs.

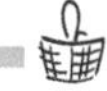

Vorschläge zur Materialsammlung:

Vatertag

Fotos: Männer verschiedener Altersstufen, Männer im Beruf, Vater-Sohn-Aufnahmen, „typisch Männliches“ wie Werkzeug, Autos, Herrenaccessoires (Krawatte, Manschettenknöpfe …), auch Stammbuch, Papstfoto …

Gesprächsrunde zur Einführung:
Welche Erinnerung haben Sie an Ihren Vater / Großvater? Welche Rolle spielte er innerhalb der Familie? Welchen Beruf übte er aus? Väter als Alleinverdiener – alleinerziehende Väter. Väter von heute, Unterschiede?

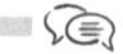

Redewendungen – Vater:
(spätes) Vaterglück
„Vater werden ist nicht schwer – Vater sein dagegen sehr“ (W. Busch)
dein Vater ist wohl Glaser
der leibliche Vater
der Wunsch war / ist der Vater des Gedankens
die Väter des Grundgesetzes (Adenauer, Heuss, insges. 65)
du sollst Vater und Mutter ehren
Ehre sei dem Vater
Familienvater
geistiger Vater, Beichtvater
Im Namen des Vaters …
jemandem ein Vaterunser durch die Backen blasen können
nach alter Väter Sitte
stolzer Vater
Turnvater Jahn
Vater des Impressionismus (Claude Monet)
Vater im Himmel
Vater unser
Vater-Kind-Kur
vaterlose Gesellen
Vater-Mutter-Kind (Spiel)
wenn das Wörtchen „wenn“ nicht wär’, wär’ mein Vater Millionär
wie der Vater, so der Sohn

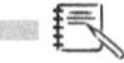

Wortsammlung – Vater:
Adoptivvater
anonymer Vater
Brautvater
Doktorvater
Erbvater
Herbergsvater
Hl. Vater
Landesvater
leiblicher Vater
Leihvater

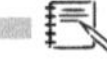

Großvater
Hausvater
Übervater
Vater Abraham
Vater Rhein
Vater Staat
Väterchen Frost
Vaterland
Vaterlandsverräter
Pflegevater
Schwiegervater
Vaterschaftsklage
Vaterschaftstest
Vatertag
Vereinsvater
Zahlvater
Ziehvater

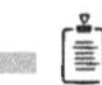

Synonyme für Vater:
Bischof
Erzeuger
Geistlicher
Mönch
Papa
Pastor
Pater
Pfarrer

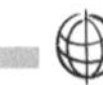

Bekannt:
„Der Erlkönig" – Johann Wolfgang von Goethe 1749–1832
„Wer reitet so spät durch Nacht und Wind?
Es ist der Vater mit seinem Kind …"

Gebet aus Kindertagen:
Müde bin ich, geh zur Ruh,
schließe meine Augen zu.
Vater, lass die Augen dein
über meinem Bette sein.

Alle, die mir sind verwandt,
Gott, lass ruhn in deiner Hand;
alle Menschen, groß und klein,
sollen dir befohlen sein.

Müden Herzen sende Ruh,
nasse Augen schließe zu.
Lass den Mond am Himmel stehn
und die stille Welt besehn.
(Gesangbuchlied, Luise Hensel, 1817)

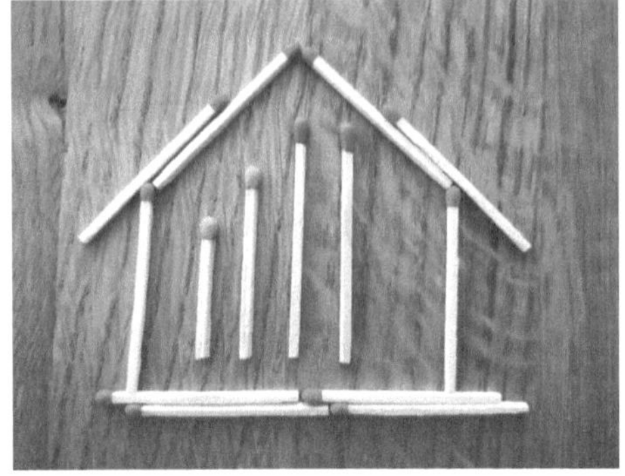

Vater, Mutter, Kind

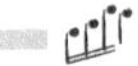

Lieder:

Der Mai ist gekommen
Es freit ein wilder Wassermann
Ihr Kinderlein kommet
Lass das mal den Vater machen
Mein Vater war ein Wandersmann
Oh mein Papa
Wenn der Vater mit dem Sohne einmal ausgeht

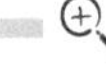

Zitate:

„Das Kind hat den Verstand meistens vom Vater, weil die Mutter ihren noch besitzt." – Adele Sandrock (1864–1937), Schauspielerin
„Mein Vater wird noch die ganze Welt erobern und mir nichts zu tun übriglassen." – Alexander der Große (356–323), makedonischer König

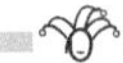

Spiel:

Es ist Vatertag, Vater geht auf „große Tour". Was nimmt er mit? Was hat er vergessen? Welchen Proviant braucht er unbedingt?

Man kann es nach Absprache als Würfelspiel durchführen, z. B. jede „Sechs" antwortet, auch als ABC-Spiel mit verteilten Buchstabenkarten oder als Kreisspiel nach Ballzuwurf. In großer Gruppe bietet sich an, es fortlaufend zu spielen, der jeweilige Rater muss sämtliche Begriffe seiner Vorgänger wiederholen. Beispiel:

Spieler 1: Vater hat den Hausschlüssel vergessen.

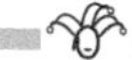

Spieler 2: Vater hat den Hausschlüssel und den Rucksack vergessen.

Spieler 3: Vater hat den Hausschlüssel, den Rucksack und den Rückfahrschein vergessen …

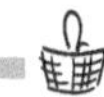

Vorschläge zur Materialsammlung:

Mütterliches

Fotos: Frauen jeder Altersstufe, Schwangere, Mutter-Kind-Aufnahmen, Frauen im Beruf, Frauen bei der Hausarbeit auch „typisch Weibliches“: Spiegel, Lippenstift, Kochtopf, Kittelschürze, Frauenzeitschriften …

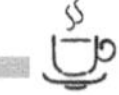

Gesprächsrunde zur Einführung:

Welche Erinnerung haben Sie an Ihre Mutter / Großmutter? Welche Rolle nahm sie innerhalb der Familie ein? War sie berufstätig, hatte sie eine Berufsausbildung? Problemthemen sind: Berufstätige Mütter – alleinerziehende Mütter? Mütter damals und heute, Unterschiede?

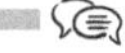

Redewendungen – Mutter:

andere Mütter haben auch schöne Töchter
bei Mutter Grün
der Himmel ist zu Füßen der Mütter
der Mutter am Schürzenband hängen
Erfahrung ist die Mutter der Weisheit
etwas mit der Muttermilch einsaugen
futtern wie bei Muttern
komm an Mutters Brust
Mutter der Nation
Mutter Erde
Mutter ist die beste
mutterseelenallein sein
Vorsicht ist die Mutter der Porzellankiste
wenn du eine Mutter hast, danke Gott und sei zufrieden
wie bei Muttern
wie die Mutter, so die Tochter

Wortsammlung – Mutter:

Mutter Erde
Mutter Gottes
Mutter Natur
Mutter Teresa
Mütterberatung
Mütterbier
Mutterboden
Muttergefühle
Müttergenesungswerk
Mutterglück
Mutterherz
Mutter-Kind-Kur
Mutterkorn
Mutterkreuz
Mutterkuchen
Mutterliebe
Muttermal
Muttermund
Mutterpass
Mutterrolle
Mutterschaft
Mutterschaftsurlaub
Mutterschiff
Mutterschutz
Mutterschwein
Muttersöhnchen
Muttersprache
Mutterstolz
Muttertag
Muttertier
Mutterwitz

Adoptivmutter
Brautmutter
Gebärmutter
Gottesmutter
Großmutter
Hausmütterchen
Kinderdorfmutter
Kindesmutter
Pflegemutter
Puppenmutter
Rabenmutter
Schraubenmutter
Schwiegermutter
Stiefmutter
Stiefmütterchen
Tagesmutter

Zur Mutter sagt man auch:

Mama, Mami, Mutti, Mum, Mütterchen, Mütterlein, Mader, Mudex, Matka, Mamutschka, la mère, maman

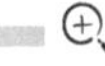

Zitate:

„Eine Mutter versteht auch, was ein Kind nicht ausspricht.“ – jüdisches Sprichwort

„Vom Vater hab ich die Statur,
Des Lebens ernstes Führen
Von Mütterchen die Frohnatur
Und Lust zu fabulieren.“ – Johann Wolfgang von Goethe

„Meine Mutter hatte eine Menge Ärger mit mir, aber ich glaube, sie mochte das." – Mark Twain
„Nur eine Mutter weiß allein, was Lieben heißt und glücklich sein." – Adalbert von Chamisso

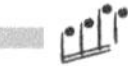

Lieder:
Der Mai ist gekommen
Ein Vogel wollte Hochzeit machen
Es war eine Mutter, die hatte vier Kinder
Grün ist die Heide
Hänschen klein
Kommt ein Vogel geflogen
Maikäfer flieg
Mama, du wirst doch nicht um deinen Jungen weinen
Mamatschi, schenk mir ein Pferdchen
Mutter, mein Herz lässt dich grüßen
Schlaf, Kindchen, schlaf
Süßer die Glocken nie klingen
Wenn du noch eine Schwiegermutter hast

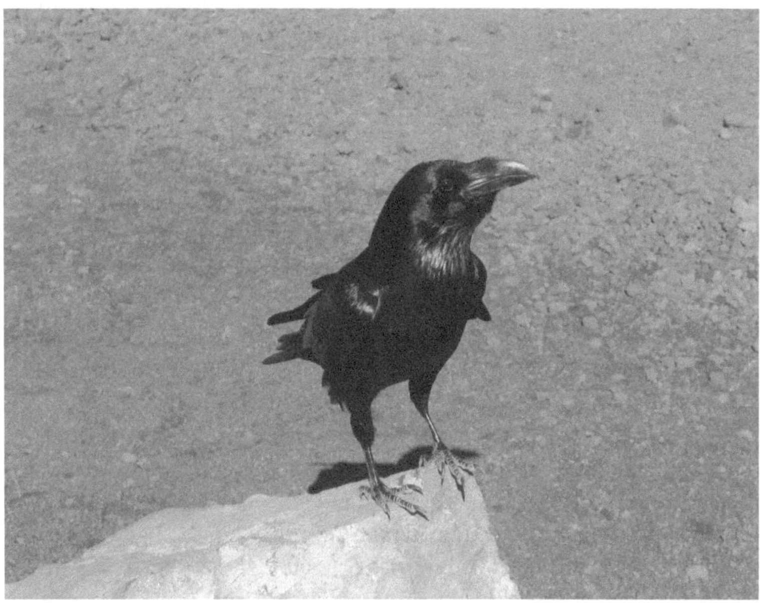

Rabenmutter?

5 Arm und Bein, Arm oder Reich

Was können wir nicht alles gemeinsam auf die Beine stellen? Wenn Sie Ihre Schützlinge eine Weile betreuen, kennen Sie ihre Vorlieben, ihre Stärken und vor allem ihre Ressourcen. Im Grunde genommen sollten wir dieses einzelne Wort nur verwenden, wenn wir uns bewusst sind, dass es sowohl Fähigkeiten, Fertigkeiten, Kenntnisse, Geschicke, Neigungen, Erfahrungen als auch Talente und Kraftquellen ausdrückt – sehr gute Grundlagen also, auf die wir aufbauen können.

Denken Sie daran, dass viele der älteren Alzheimer-Erkrankten in einer anderen Zeit aufgewachsen sind, einer Zeit, in der Fortbewegungsmittel eher selten in Anspruch genommen wurden, „per pedes" war oft die Devise, man war „auf den Beinen". Deshalb werden Bewegungsspiele im Freien genauso gerne angenommen wie ein Spaziergang „Arm in Arm". Vielleicht gibt es sogar die Möglichkeit einer gemeinsamen regelmäßigen Gymnastik unter freiem Himmel? Selbst Rollstuhlfahrer in unserer Seniorenresidenz entwickelten mit der Zeit eine Vorliebe für Boccia und Rasenkegeln. Schauen Sie sich die Redewendungen unter dem Aspekt an, Außenaktivitäten zu planen, auch wenn das Wetter nicht ganz so freundlich ist. Die Umwelt wird mit allen Sinnen wahrgenommen und oft vertreibt ein Spaziergang in der frischen Luft einige depressive Gedanken. Fragen Sie nach dem Schulweg, dem sonntäglichen Kirchgang, nach Ausflügen mit der Familie, einem Picknick. Auch an Haus- oder Gartenarbeit wird man sich gerne erinnern. Weiß denn noch jemand, warum man Teppiche im Schnee ausklopfte? Zu welcher Zeit Hecken geschnitten werden? Wurden Feste im Freien gefeiert, und was ist ein Tanzboden?

Entdecken Sie die Natur gemeinsam, durch viele altvertraute Sinnesreize aktivieren wir das Erinnerungsvermögen. Da die Alzheimer-Krankheit zuerst das Kurzzeitgedächtnis beeinträchtigt, sind frühe Ereignisse und Erinnerungen noch sehr lange zugänglich.

„Hören Sie Vogelstimmen? Wie riecht der Boden im Herbst? Wer kennt die ersten Frühlingsboten? Wollen wir Nüsse sammeln? Tannenzweige zum Kranz stecken?" Bitten Sie Demenzkranke wann immer es geht um Hilfe, freuen Sie sich darüber und bringen Sie es zum Ausdruck! Ihre Freunde werden merken, dass sie wichtig genommen und gebraucht werden, dass sie etwas tun können. Nach einem ausgiebigen Spaziergang im Freien könnte man manchmal sprichwörtlich „die Welt umarmen" – fangen Sie doch mit Ihrem Nachbarn an!

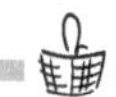

Vorschläge zur Materialsammlung:
Fotos: Reichtum, Geld, Gold, Krone, auch Bilder mit „glücklichen", lachenden Menschen, Blumen und Naturaufnahmen, Familienfotos, Fotos „armer Leute" und schlechter Wohnmöglichkeiten zum Vergleich, Bilder aus Sport und Freizeit, Armschmuck …

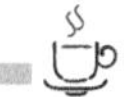

Gesprächsrunde zur Einführung:
Arm ist ein sogenanntes „Teekesselchen", also ein Wort mit mindestens zwei verschiedenen Bedeutungen. Kennen Sie andere Körperteile, die auch noch eine andere Bedeutung haben? (Bart / Becken / Blase / Elle / Hacke / Herz / Iris / Linse / Kreuz / Mandeln / Speiche / Wirbel)

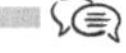

Redewendungen – Arm:
arm oder reich – der Tod macht alles gleich
besser arm in Ehren als reich mit Schanden
1/2 Arm
am langen Arm verhungern lassen
arm dran sein
Arm in Arm gehen
arm ist nicht, wer wenig hat, sondern wer viel bedarf
arm wie eine Kirchenmaus
arme Socke
armer Leute Reden gehen viel in einen Sack
den längeren Arm haben
der Arm / das Auge des Gesetzes
die Arme hochkrempeln
du machst mich arm
ein armer Schlucker
ein armer Teufel
ein armer Tropf

ein armes Schwein
ein armes Würstchen
ein Armleuchter
einen langen Arm haben
etwas ist ein Armutszeugnis für jemanden
hemdsärmelig
in Morpheus‘ Armen ruhen / liegen
jemandem in den Arm fallen
jemandem in die Arme laufen
jemandem unter die Arme greifen
jemanden auf den Arm nehmen
jemanden in den Arm nehmen
jemanden in die Arme treiben
jemanden mit offenen Armen empfangen
lieber reich und gesund als arm und krank
mit der Hand am Arm
Pudding in den Armen / Beinen haben
wer den Armen leiht, dem zahlt Gott die Zinsen

Wortsammlung – Arm:

Armband
Armbanduhr
Armbeuge
Armbinde
Armbruch
Arme-Leute-Essen
Armer Ritter
Armleuchter
Armprothese
Armreif
Armschmuck
Armsessel

Flussarm
Nebenarm
Kinderarmut

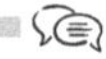

Redewendungen – Bein:

alles, was Beine hat
auf einem Bein kann man nicht stehen
auf schwachen Beinen stehen
auf wackligen Beinen stehen
Beinchen heben
besser arm dran als Bein ab
das ist doch kein Beinbruch
das Tanzbein schwingen

dem anderen ein Bein stellen
den ganzen Tag auf den Beinen sein
die Beine in die Hand nehmen
die Beine breit machen
durch Mark und Bein
etwas am Bein haben
etwas auf die Beine stellen
flinke Beine haben
Hals- und Beinbruch
hoch das Bein
ich habe auch nur zwei Beine / Arme
jemandem ans Bein pissen / pinkeln
jemandem Beine machen
jemandem ein Bein stellen
jemandem Knüppel zwischen die Beine werfen
jemanden wieder auf die Beine bringen
kein Bein auf die Erde bekommen
keiner Fliege ein Bein krümmen können
Lügen haben kurze Beine
man zeigt wieder Bein
mit beiden Beinen (fest) auf dem Boden stehen
mit beiden Beinen im Leben stehen
mit dem linken / falschen Bein zuerst aufstehen
mit den großen Hunden pinkeln wollen, aber das Bein nicht heben können
mit einem Bein / Fuß im Grab stehen
mit einem Bein auf dem Boden bleiben
mit einem Bein im Gefängnis stehen
Pudding in den Beinen / Armen haben
sich auf die Beine / Socken machen
sich die Beine vertreten
sich die Beine in den Leib / in den Bauch stehen
sich die Beine nach etwas ablaufen
sich einen Klotz ans Bein binden
sich jemandem / etwas ans Bein binden
sich kaum noch auf den Beinen halten können
sich kein Bein ausreißen
Stein und Bein frieren
Stein und Bein schwören
von einem Bein aufs andere hüpfen

von einem Bein aufs andere treten
was man nicht im Kopf hat, hat man in den Beinen
wie ein Knüppel am Bein
wieder auf den Beinen sein
wieder auf die Beine kommen

Wortsammlung – Bein:

2-Bein
3-Bein
Beinamputation
Beinbruch
beinhart
Beinkleid
Beinmassage
Beinmuskulatur
Beinprothese
Beinscheibe
Beinschiene
Beintrainer

Brustbein
Eisbein
Elfenbein
Gebeine
Hinkebein
Holzbein
Hühnerbein
Jochbein
Knickebein
Nasenbein
O-Beine
offenes Bein
Raucherbein
Schien(en)bein
Storchenbeine
Tanzbein
Überbein
X-Beine

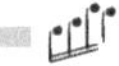

Lieder:

Der Katzentatzentanz
Die Beine von Dolores
Ein Männlein steht im Walde
Hopp, hopp, hopp, Pferdchen, lauf Galopp
Wenn die Elisabeth

Bekanntes:

„Das Lied von der Glocke" – F. Schiller
… „Ach! die Gattin ist's, die theure,
Ach! es ist die treue Mutter,
Die der schwarze Fürst der Schatten
Wegführt aus dem Arm des Gatten,

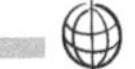

Aus der zarten Kinder Schar,
Die sie blühend ihm gebar …"

Bewegungsübungen:
Die Teilnehmer bewegen Arme und Beine nach Ihrer Ansage: auf- und abwärts, seitwärts, kreisend, gestreckt oder gebeugt, einzeln, gemeinsam oder gegengleich …

6 Es sollte Hand und Fuß haben

Natürlich soll es das! Denn wollten Sie ohne Konzept und ins Blaue hinein arbeiten, würden Sie dieses Buch jetzt nicht lesen. In der offenen und gemischten Gruppe lassen sich Aktivitäten manchmal auch ungeplant durchführen, sie entwickeln sich aus einer Situation heraus und bedürfen nur eines kleinen Leitfadens.

Arbeiten Sie mit Demenzerkrankten, sollten Sie schon über ein fundiertes Grundwissen verfügen. Es erleichtert den Umgang miteinander für beide Seiten, vor allem weil Sie das Verhalten und entsprechende Reaktionen deuten und einordnen können. Sie verzweifeln nicht, wenn Ihre altvertrauten dementen Angehörigen, Freunde oder Patienten Sie eines Tages vielleicht nicht erkennen oder verwechseln, Sie bleiben geduldig und freundlich, auch wenn Sie derselben Person zum fünften Mal den Weg erklären („Ich bin ja neu hier"), Sie wissen, dass sich ständig wiederholende Bewegungen in der Spätphase der Krankheit (wie z.B. stetiges Klopfen der Hand auf den Tisch) Sie nicht etwa provozieren wollen.

Ansonsten ist das Thema „Hand und Fuß" ein sehr vielfältiges, da in erhöhtem Maße vor allem unser Tastsinn angesprochen wird. In den Redewendungen finden Sie viele Ausdrücke, die Sie mit ein wenig Fantasie und Einfühlungsvermögen auch zur Aktivierung einsetzen können. „Komm, gib mir deine Hand", welch schöne und ausdrucksstarke Bedeutung! Hände schaffen Kontakt, verbinden, streicheln, drücken, sind ein Zeichen der Versöhnung und des Vertrauens. „Jemanden an die Hand nehmen" bedeutet auch, eine gewisse Verantwortung für ihn zu übernehmen.

In der Einzel- oder Kleingruppenbetreuung sind die Hände von großer Bedeutung. Das Berühren und Ertasten altbekannter Gegenstände führt oft zum „Begreifen", das heißt Wiedererkennen, sich erinnern. Arbeiten Sie mit Ihrem Hintergrundwissen oder dem Biografiebogen der Demenzkranken! Halten Sie z.B. berufsbezogene Gegenstände zum Ertasten bereit (Haushaltsgegenstände, Werkzeug …). Manche verschütteten Erinnerungen werden durch vertraute Gegenstände wach. Fragen Sie nach (Wie wurde der Gegenstand benutzt, wer hat damit gearbeitet?) oder erzählen

Sie positiv darüber, z. B.: „Sicher waren Sie eine gute Köchin." „Bestimmt hatten Sie eine schöne Handschrift." „Ich erkenne, wie fachmännisch Sie den (Holz)Hammer in die Hand nehmen." Es können sich sehr intensive Gespräche entwickeln, und Sie trainieren mit einfachen Mitteln nicht nur den Tastsinn, Sie stärken auch das Selbstbewusstsein. Denn wer gibt nicht gerne Ratschläge weiter oder erzählt von seinem Können?

Von den Redewendungen zum Thema Füße können Sie sicherlich viele humorvolle und spannende Geschichten erzählen (lassen). Wer hat sich nicht schon einmal „die Füße nach etwas abgelaufen"? (Frage: „Was haben Sie denn gesucht?" Oder: „Sicher waren alle froh, dass du es gefunden hast.")

Arbeiten Sie bei diesem Thema kleine Bewegungsübungen ein (die Füße kreisen lassen, Zehen strecken, Zehen krallen, auf den Boden stampfen ...).

Natürlich heißt das Thema „Es sollte Hand und Fuß haben", es soll allen aber auch „Lust und Laune machen".

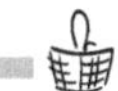

Vorschläge zur Materialsammlung:
Handschuhe, Fäustlinge, Ringe, Fotos: Handwerker bei der Arbeit, Meisterbrief o. Ä., Socken, verschiedene Schuhe, Schwimmflossen, Fotos: Fußbekleidungen in anderen Ländern ...

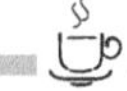

Gesprächsrunde zur Einführung:
Handwerk hat goldenen Boden, sagt man. Und auch heutzutage ist Handarbeit immer noch etwas qualitativ Hochwertiges. Hat jemand von Ihnen einen handwerklichen Beruf erlernt? Gab es Handwerker in Ihrer Familie? Verträge wurden früher noch per Handschlag besiegelt, und auch heute ist dieser Brauch bei Handwerkern noch üblich und sogar rechtskräftig!

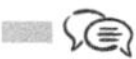

Redewendungen – Hand:
alle Fäden in der Hand haben
alle Hände voll zu tun haben
alle Karten in der Hand haben
alle Trümpfe in der Hand haben
an jemandes Händen klebt Blut
aus privater Hand / Privathand

das Geld mit vollen Händen ausgeben
das Handtuch werfen / schmeißen
das Heft aus der Hand geben
das Heft in der Hand halten / behalten
das Ruder fest in der Hand halten
der goldene Handschlag
die Beine in die Hand nehmen
die Finger / Hand / Hände im Spiel haben
die Hand am Drücker haben
die Hand auf der Tasche halten
die Hand aufhalten
die Hand gegen jemanden erheben
die Hand in anderer Leute Taschen stecken
die Hand nicht vor Augen sehen können
die Hand über jemanden halten
die Hände in den Schoß legen
die Hände in Unschuld waschen
die Hände nach etwas ausstrecken
die Hände über dem Kopf zusammenschlagen
die linke Hand weiß nicht, was die rechte tut
die rechte Hand vom Chef
die Zügel aus der Hand geben
die Zügel fest in der Hand halten
durch viele Hände gehen
eine Arbeit geht leicht von der Hand
eine feste Hand brauchen
eine glückliche Hand haben
eine Hand voll
eine Hand wäscht die andere
eine hohle Hand machen
eine lockere / lose Hand haben
eine Sache in die Hand nehmen
eine unglückliche Hand haben
einen Trumpf in der Hand haben
etwas / jemanden an der Hand haben
etwas aus dem Handgelenk schütteln
etwas aus der Hand geben
etwas aus erster Hand wissen / kaufen
etwas aus zweiter Hand kaufen
etwas bei der Hand haben

etwas gegen jemanden in der Hand haben
etwas geht Hand in Hand
etwas im Handumdrehen machen
etwas in der Hand haben
etwas in die Hand / Hände kriegen
etwas in die Hand nehmen
etwas in die Hände gespielt bekommen
etwas in Händen halten / haben
etwas in jemandes Hände legen
etwas in seine Hand bringen
etwas ist nicht von der Hand zu weisen
etwas liegt (klar) auf der Hand
etwas liegt in seiner / ihrer Hand
etwas zur Hand haben
etwas zur Hand nehmen
Finger / Hände weg
freie Hand haben
für etwas ein Händchen haben
für jemanden die Hand ins Feuer legen
Hand an jemanden legen
Hand an sich legen
Hand anlegen
Hand auf etwas legen
Hand aufs Herz
Hand drauf
Hand in Hand arbeiten
Hand und Fuß haben
Händchen halten
hinter vorgehaltener Hand reden
in andere Hände übergehen
in die Hand beißen, die einen füttert
in die Hände spucken
in falsche Hände geraten
in festen Händen sein
in guten / besten Händen sein
in jemandes Händen liegen
jemandem an die Hand gehen
jemandem aus der Hand fressen
jemandem das Handwerk legen
jemandem den Trumpf / die Trümpfe aus den Händen nehmen

jemandem die Hand drücken
jemandem die Hand fürs Leben reichen
jemandem die Hand reichen
jemandem ein paar (handfeste) Takte erzählen
jemandem eine Handbreit Wasser unterm Kiel wünschen
jemandem etwas an die Hand geben
jemandem etwas aus der Hand nehmen
jemandem etwas zu treuen Händen geben
jemandem freie Hand lassen
jemandem in die Hände arbeiten
jemandem in die Hände fallen
jemandem in die Hände spielen
jemandem ins Handwerk pfuschen
jemandem rutscht die Hand aus
jemandem sind die Hände gebunden
jemandem zur Hand gehen
jemanden / etwas in die Hand bekommen
jemanden auf Händen tragen
jemanden in der Hand haben
jemandes Handschrift sein
jemandes rechte Hand sein
keinen Finger / keine Hand rühren
keinen Handschlag tun
Klappern gehört zum Handwerk
klebrige Finger / Hände haben
letzte Hand an etwas legen
lieber den Spatz in der Hand als die Taube auf dem Dach
man reicht den kleinen Finger, und er nimmt die ganze Hand
mit der Hand am Arm
mit Händen und Füßen sprechen
mit Handkuss
mit Herz und Hand
mit leeren Händen
mit leichter Hand
ordentlich in die Hände spucken
schmutzige Hände haben
schnell bei der Hand sein
sein Handwerk verstehen
sein Herz in die Hand nehmen
seine Hand auf etwas halten

sich die Hände / Finger schmutzig machen
sich die Hände reiben
sich die Klinke in die Hand geben
sich für jemanden die Hand abschlagen lassen
sich in der Hand haben
sich mit Händen und Füßen wehren
um die Hand einer Frau anhalten
unter den Händen zerrinnen
unter der Hand
unter der Hand weggehen (verkauft werden)
von der Hand in den Mund leben
von Hand zu Hand gehen
von langer Hand geplant / vorbereitet sein
von seiner Hände Arbeit leben
Wachs in jemandes Händen sein
zum Handkuss kommen
zwei linke Hände haben

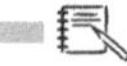

Wortsammlung – Hand:

Handball
Handbrett
Handcreme
Händedruck
Handfeuerwaffe
Handgranate
Handgriff
Handkäse mit Musik
Handkuss
Handlauf
Handpferd
Handschellen
Handschlag
Handschrift
Handschuhe
Handstand
Handtasche
Handteller
Handtuch
Handwaschpaste
Handwerk
Handwurzelknochen
Handzeichnung

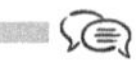

Redewendungen – Fuß:

auf eigenen Füßen stehen
auf festen Füßen stehen
auf freiem Fuß sein
auf großem Fuß leben
auf wackeligen / schwachen Füßen stehen

bei jemandem die Füße unter den Tisch stellen
das schmeckt wie eingeschlafene Füße
den Boden unter den Füßen verlieren
den Fuß in der Tür haben
den Staub von den Füßen schütteln
die Beine / Füße in die Hand nehmen
die Füße sind schwer wie Blei
die Strafe folgt auf dem Fuße
etwas / jemanden mit Füßen treten
etwas vom Kopf auf die Beine / Füße stellen
festen Boden unter den Füßen haben
Fuß fassen
Gewehr bei Fuß stehen
Hand und Fuß haben
immer wieder auf die Füße fallen
in jemandes Fußstapfen treten
jemandem alles vor die Füße werfen
jemandem auf die Füße treten
jemandem brennt der Boden unter den Füßen
jemandem den Boden unter den Füßen wegziehen
jemandem die Füße küssen
jemandem etwas zu Füßen legen
jemandem sein Herz zu Füßen legen
jemandem vor die Füße laufen
jemandem wird der Boden (unter den Füßen) zu heiß
jemandem zu Füßen liegen
jemanden auf dem falschen Fuß erwischen
kalte Füße bekommen
keinen Fuß vor die Tür setzen
keinen Fußbreit weichen
mit beiden Füßen (fest) auf der Erde / im Leben stehen
mit dem linken / falschen Fuß zuerst aufgestanden sein
mit einem Fuß im Grabe stehen
mit einem Fuß im Gefängnis stehen
mit Händen und Füßen sprechen
mit jemandem auf gespanntem Fuß stehen
mit jemandem auf vertrautem / gutem Fuß stehen
nie wieder den Fuß über die Schwelle setzen
schlecht zu Fuß sein
sich an den Füßen / Zehen spielen

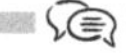

sich auf den Fuß / die Füße getreten fühlen
sich auf eigene Füße stellen
sich die Füße vertreten
sich die Beine / Hacken / Füße nach etwas ablaufen
sich kalte Füße holen
sich mit Händen und Füßen gegen etwas wehren
sich selbst auf den Füßen stehen
über die eigenen Füße stolpern
von Kopf bis Fuß
was man nicht im Kopf hat, hat man in den Füßen / Beinen
wo der Kaiser zu Fuß hingeht

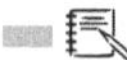

Wortsammlung – Fuß:

Fußabdruck
Fußabtreter
Fußangel
Fußbad
Fußball
Fußballschuhe
Fußballspiel(er)
Fußbänkchen
Fußfessel
Fußkettchen
Fußmalerei
Fußnägel
Fußpflege
Fußpilz
Fußrücken
Fußsohle
Fußteil
Fußtritt
Fußvolk
Fußwaschung

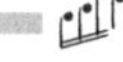

Lieder:

Ich bin von Kopf bis Fuß
Ich küsse Ihre Hand, Madame
Zeigt her eure Füße

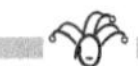

Spiele:

a) Welche Handwerksberufe kennen Sie? Eventuell als A-Z-Spiel durchführen.

b) Lustige Berufe:

Ärmelhalter
Autoschieber
Dosenöffner
Fliegenfänger
Himmelsleiter
Hosenträger
Schaumschläger
Schneeschieber

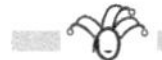

Geschirrspüler
Haartrockner
Handtuchhalter
Schneeschläger
Teppichklopfer
Wolkenkratzer

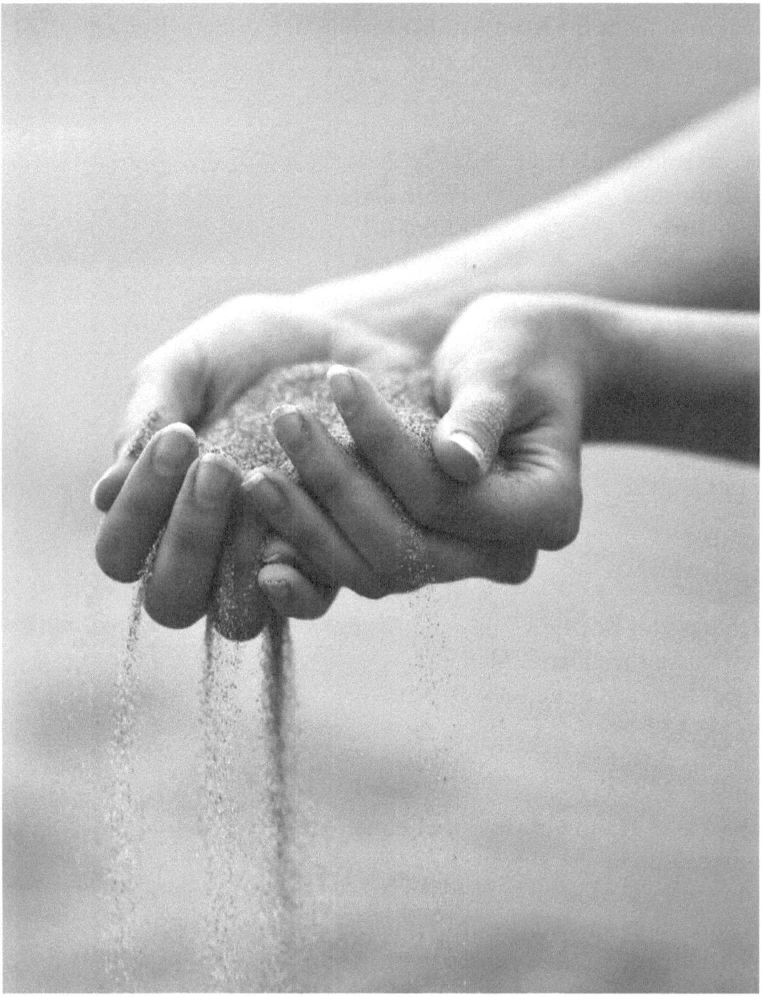

Sand, der durch die Finger rieselt – Erinnerung an einen Tag am Meer

7 Daumesdick und Fingerlang

Ursprünglich bin ich über diese beiden bekannten Märchen zu diesem Thema gekommen, und natürlich bieten sich Fingerspiele und -gymnastik für Demente ebenso an wie alles, was man „begreifen“ kann.

Daumesdick und Fingerlang lassen sich aber auch als Maßeinheiten verstehen. Manchmal staune ich selbst darüber, mit welch geringem Einsatz ich teilweise viel Positives erreichen kann. Auch Demenzkranke müssen nicht rund um die Uhr aktiv beschäftigt werden, brauchen ihre Ruhepausen und Zeit für sich.

Zeit, Ruhe, Vertrauen, gegenseitiger Respekt und Verständnis sind der Boden, auf dem „gebaut“ wird, alles andere sind eigentlich Selbstverständlichkeiten, die wir in unserer hektischen Zeit manchmal vergessen, die uns aber wieder in Fleisch und Blut übergehen können. Wir sagen „Hallo“, wenn wir einen Raum betreten, „Guten Morgen, Frau Müller“ hingegen erzielt bei Ihrem Gegenüber eine ganz andere Wirkung. Frau Müller wird bemerkt, sie fühlt sich persönlich angesprochen.

Die Autoren Bell, Troxel, Cox und Hamon beschreiben in ihrem Buch „So bleiben Menschen mit Demenz aktiv“ unter anderem 30 Aktivitäten, die 30 Sekunden oder weniger beanspruchen – einem Demenzerkrankten die Hand schütteln, mit ihm ein Foto des Enkels betrachten, gemeinsam aus dem Fenster schauen gehören dazu. Noch ein kleiner Tipp: Das erste Lächeln am Morgen ist oft der Maßstab für den Tag!

Gruppenangebote sind für alte Menschen auch in späteren Phasen der Demenz ein wichtiges Element ihrer Lebenswelt. Egal ob ein aktivierendes oder sozial stabilisierendes Programm geboten wird, die Abwechslung, das Gefühl der Zugehörigkeit und des gemeinsamen Gestaltens geben den Stunden, die sie alleine manchmal kaum mit Inhalten füllen können, einen Sinn. In der Gruppe werden sie wahrgenommen, eingebunden, anerkannt, und ihr Bedürfnis nach vertrauter Geborgenheit kann so in vielerlei Hinsicht befriedigt werden. Das Flucht- bzw. das Verhalten auf der Suche nach Aufmerksamkeit wird durch die Zugehörigkeit zu einer Gemeinschaft wirksam eingegrenzt.

Vorschläge zur Materialsammlung:
Fingerhüte, Handschuhe, Ringe, Besteck und Stäbchen zum „Haltenüben“, Fotos: Hände in der Musik, Hände beim Sport (auch Boxen), winkende Hände, zeigende Hände, eventuell Anleitung zur Zeichensprache, Muster: Brailleschrift (Blindenschrift) im Internet ausdrucken, (auch auf Geldscheinen).

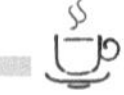

Gesprächsrunde zur Einführung:
Sicher kennen Sie noch den alten Abzählreim: „Das ist der Daumen ...“? Wissen Sie auch noch, wie es weitergeht? (... der schüttelt die Pflaumen, der hebt sie auf, der trägt sie nach Haus – und der kleine Itzeditz isst sie alle auf.) Wir wollen uns heute nicht nur über den Daumen, auch über die anderen Finger unterhalten und uns daran erinnern, wie wichtig sie sind und wozu wir sie gebrauchen (Tasten, Greifen, Halten, Blinde sogar zum „Sehen“ ...).

Redewendungen – Finger:
bis in die Fingerspitzen
das sagt mir mein kleiner Finger
den Finger am Drücker haben
den Finger am Puls der Zeit haben
die Finger dazwischen haben
die Finger heben
die Finger im Spiel haben
die Finger überall drin haben
die Finger von etwas lassen
durch die Finger schlüpfen
es juckt / kribbelt einem in den Fingern
etwas / jemanden in die Finger kriegen
etwas auf die Finger geben
etwas fingern
etwas mit dem kleinen Finger machen
etwas mit gespreizten Fingern hochheben
etwas nicht aus den Fingern lassen
etwas nur mit spitzen Fingern anfassen
etwas zerrinnt zwischen / unter den Fingern
Finger weg
fingerlang handeln ist besser als armlang arbeiten

ich würde meine Finger davon lassen
jemandem auf die Finger klopfen
jemandem den kleinen Finger reichen
jemandem den Stinkefinger zeigen
jemandem einen Fingerzeig geben
jemanden um den kleinen Finger wickeln
keinen Finger krumm machen
keinen Finger rühren
keinen Fingerbreit nachgeben
klebrige Finger haben
lange Finger machen
man zeigt nicht mit nackten Fingern auf angezogene Leute
mit dem Finger auf jemanden zeigen
mit den Fingern schnalzen
mit erhobenem Zeigefinger
mit Fingerspitzengefühl handeln
nimm sofort deine dreckigen Finger weg
reichst du ihm den kleinen Finger, nimmt er die ganze Hand
sich die Finger an etwas verbrennen
sich die Finger schmutzig machen
sich die Finger wund schreiben
sich etwas an fünf Fingern abzählen können
sich etwas aus den Fingern saugen
sich in den eigenen Finger schneiden

Wortsammlung – Finger:

Fingerabdruck
fingerbreit
fingerdick
Fingerfertigkeit
Fingergelenk
Fingerglied
Fingerhandschuhe
Fingerhut
Fingerkuppe
fingerlang
Fingerling
Fingernagel

Langfinger
Mittelfinger
Ringfinger
Stinkefinger
Wurstfinger
Zeigefinger

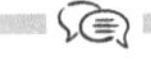

Redewendungen – Daumen:

Däumchen drehen
den Daumen auf etwas halten
einen grünen Daumen haben
einen kranken Daumen haben
jemandem die Daumen drücken / halten
jemandem die Daumenschrauben anlegen
Pi mal Daumen
über den Daumen gepeilt
über den Daumen scheren

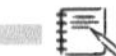

Wortsammlung – Daumen:

Däumelinchen
Däumeling
Daumenabdruck
Daumenballen
daumenbreit
daumendick
Daumenlutscher
Daumennagel
Daumenschraube

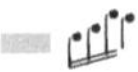

Märchen:

Daumesdick – Brüder Grimm
Fingerlang – Hekaya
Hänsel und Gretel – Brüder Grimm
Struwwelpeter – Bilderbuch Dr. H. Hoffmann

Lieder:

So reich mir deine Hände
Hände zum Himmel
Ringlein, Ringlein, du musst wandern
Ihr Kinderlein kommet
Alle Jahre wieder
Wer will fleißige Handwerker sehn
Komm, gib mir deine Hand
Zum Abschied reich ich dir die Hände
So reich mir die Hand, mein Leben

Bewegungsübungen:
Lassen Sie Ihre Teilnehmer in der Luft „Klavier spielen", wie Katzen „in den Gardinen kratzen", jeweils Daumen gegen Daumen, Zeigefinger gegen Zeigefinger drücken, die Handflächen öffnen und schließen, die Finger kreuzen und dabei die Handflächen „warm reiben", „Hände waschen", „Wasser abschütteln", dem Nachbarn die Hand reichen, winken …

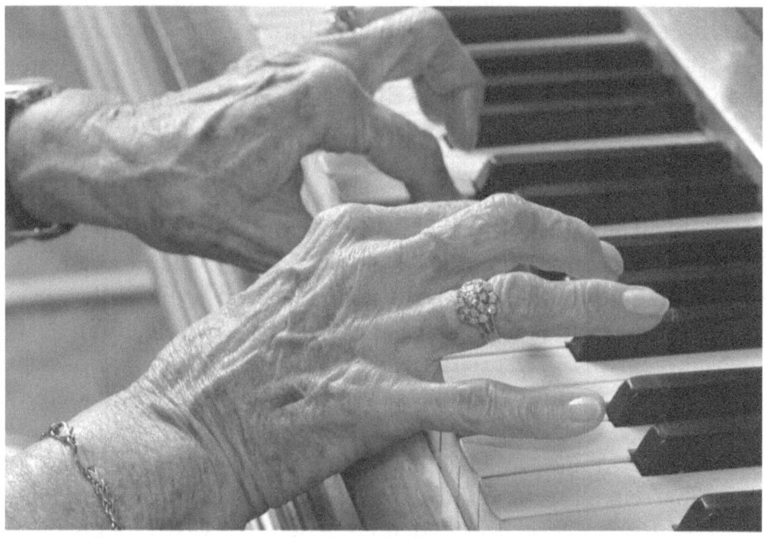

Klavierspielen – auch ohne Instrument eine gute Bewegungsübung für die Finger!

8 Auf Herz und Nieren geprüft

Ein sehr schönes Thema, das auch im Bereich der Arbeit mit Alzheimer-Erkrankten viele Gefühle und Erinnerungen hervorruft.

Besorgen Sie Herz-Luftballons zur Dekoration, und backen Sie mit Ihrer Betreuungsguppe Plätzchen. Ihren dementen Schützlingen ist diese Arbeit sehr vertraut. Teig kneten, ausrollen, ausstechen mit Herzförmchen – die Arbeit, der Geruch – alte Erinnerungen werden wach! Fragen Sie nach vorweihnachtlichem Backen, nach Geburtstagstorten, nach dem Sonntagskuchen. Vielleicht ist ein Bäcker oder Konditor in Ihrer Runde, der gerne von seinem Tagesablauf erzählt? Bitten Sie Ihre Freunde um Mithilfe, Menschen mit Demenz bemerken, dass sie sich im Alltag immer weniger nützlich machen können – nehmen Sie also die Hilfe gerne an. Vielleicht steht ja demnächst ein Geburtstag an. Sie können das Gebäck gemeinsam verzieren, verpacken, eine Herzkarte basteln – motivieren Sie Ihre Gruppe, appellieren Sie an ihre Hilfsbereitschaft.

Demenzerkrankte engagieren sich gerne und freuen sich besonders über ein „Dankeschön“, denn ihre Arbeit wird gewürdigt, sie fühlen sich anerkannt, bedeuten anderen etwas! Hochbetagte in späteren Phasen der Demenz nehmen diese Stimmung und das freundliche Miteinander gerne auf und können auf den bekannten Geruch frischer Backwaren positiv sensibel reagieren, lassen wir sie also am Gruppengeschehen teilhaben.

Geben Sie Ihrem Aktivierungsprogramm einen Namen, einen Grund … Wenn Sie es schaffen, das Verantwortungsbewusstsein Demenzkranker zu wecken und sie zur Mithilfe zu animieren, haben Sie eine wichtige Voraussetzung geschaffen, die in vielen Bereichen der Demenzpflege einsetzbar ist.

Nach dem Backen können Sie die Herzballons übrigens draußen fliegen lassen, vielleicht mit lieben Wünschen und Grüßen versehen.

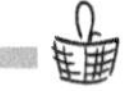

Vorschläge zur Materialsammlung:
Alles, was Sie in Herzform finden können, Bilder, Backförmchen, Luftballons, Blumenstecker, Kissen, Steine, Kartoffeln, Foto: alter Nierentisch, eventuell auch: Abbildungen des menschlichen Körpers (Anatomie-Ansicht).

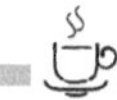

Gesprächsrunde zur Einführung:
Jemanden auf Herz und Nieren prüfen – wann wendet man diese Redewendung an? Im Berufsleben, im Alltag? Wurden Sie schon einmal auf Herz und Nieren geprüft? Hat Ihr Vater vielleicht seinen zukünftigen Schwiegersohn geprüft? Erzählen Sie davon – welche Gefühle verspürten Sie?

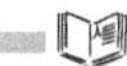

Zum Vorlesen:
„Tagebuch eines Herzkranken" – Erich Kästner

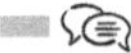

Redewendungen – Herz:
er liebt mich, von Herzen, mit Schmerzen …
alles, was das Herz begehrt
ans Herz drücken
auf Herz und Nieren prüfen
auf sein Herz hören
aus seinem Herzen keine Mördergrube machen
aus tiefstem Herzen
aus vollem Herzen
Balsam für Herz und Seele
blutenden Herzens
da geht mir das Herz auf
daran hängt mein Herz
das Herz am rechten Fleck haben
das Herz lügt nicht
das ist mir aus dem Herzen gesprochen
das lässt mein Herz höher schlagen
der Stimme des Herzens folgen
die Sonne in sein Herz lassen
drum prüfe, wer sich ewig bindet, ob sich das Herz zum Herzen findet

du bist mir ein Herzchen
ein großes Herz haben
ein hartes Herz haben
ein Herz / alle Herzen im Sturm erobern
ein Herz aus Gold haben
ein Herz aus Stein haben
ein Herz für etwas / jemanden haben
ein Herz für Tiere / Kinder
ein Herz und eine Seele sein
ein Herz wie Butter haben
ein Herzensbedürfnis
ein Herzkasper
ein weiches / gutes Herz haben
ein weiches Herz in rauer Schale
eine Herzenssache
es reißt mir das Herz aus dem Leib
es zerreißt jemandem das Herz
etwas auf dem Herzen haben
etwas auf Herz und Nieren prüfen
etwas geht sehr zu Herzen
etwas hat mein Herz berührt
etwas kommt von Herzen
etwas liegt jemandem (sehr) am Herzen
etwas nicht übers Herz bringen können
etwas von Herzen wünschen
fast einen Herzkasper kriegen
für jemanden einen Platz im Herzen haben
halben Herzens
Hand aufs Herz
hart, aber herzlich
Herz ist Trumpf
Herz, was willst du mehr
im Grunde seines / ihres Herzens
im tiefsten Herzen
in ein Unternehmen Herzblut hineinstecken
ins Herz schließen
jemand trägt sein Herz auf der Zunge
jemandem ans Herz gewachsen sein
jemandem bleibt fast das Herz stehen
jemandem blutet das Herz

jemandem das Herz brechen
jemandem das Herz schwer machen
jemandem dreht sich das Herz im Leib herum
jemandem etwas ans Herz legen
jemandem fällt ein Stein vom Herzen
jemandem fällt eine Last vom Herzen
jemandem fliegen alle Herzen zu
jemandem geht das Herz auf
jemandem lacht das Herz im Leib
jemandem nicht ins Herz sehen können
jemandem rutscht das Herz in die Hose
jemandem schlägt das Herz bis zum Hals
jemandem schnürt es das Herz zusammen
jemandem sein Herz ausschütten
jemandem sein Herz schenken
jemandem sein Herz zu Füßen legen
jemandem von ganzem Herzen danken
jemandem wird das Herz schwer
jemandem wird es ganz warm ums Herz
jemandem wird es leicht ums Herz
jemandem wird es schwer ums Herz
jemanden / etwas ins Herz schließen
jemanden an sein Herz drücken
jemanden ins Herz treffen
jemandes Herz hängt an jemandem / etwas
kein Herz (im Leibe) haben
leichten Herzens
mein Herz erobern
mit dem Herzen dabei sein
mit halbem Herzen bei der Sache sein
mit Herz und Hand / Verstand
mitten ins Herz treffen
nach jemandes Herzen sein
nicht übers Herz bringen
nur mit halbem Herzen dabei sein
schweren Herzens
sein Herz an jemanden verlieren
sein Herz auf den Lippen tragen
sein Herz ausschütten
sein Herz für etwas entdecken

sein Herz in die Hand nehmen
sein Herz in beide Hände nehmen
sein Herz sprechen lassen
sein Herz verlieren
sein Herz verschenken
seinem Herzen einen Ruck geben
seinem Herzen einen Stoß geben
seinem Herzen Luft machen
sich ein Herz fassen
sich ein Herz nehmen
sich etwas vom Herzen reden
sich etwas zu Herzen nehmen
solange mein Herz schlägt
von ganzem Herzen
von Herzen gern
warm ums Herz
was nicht von Herzen kommt, das geht nicht zu Herzen
wes das Herz voll ist, des geht der Mund über
zum Herzerweichen
zwei Herzen schlagen in jemandes Brust

Wortsammlung – Herz:

Herzensangelegenheit
Herzensbedürfnis
Herzensbildung
Herzensbrecher
Herzensdame
herzensgut
Herzenskummer
Herzenslust
Herzenssache
Herzenswärme
herzergreifend
Herzfehler
Herzflimmern
herzhaft
herzkrank
herzig
Herzinfarkt
Herzkammer
Herzkranzgefäß
herzlich
herzlos
Herzrhythmus
Herzscheidewand
Herzschlag
Herzschmerz
Herzspezialist
Herzstillstand
herzzerreißend

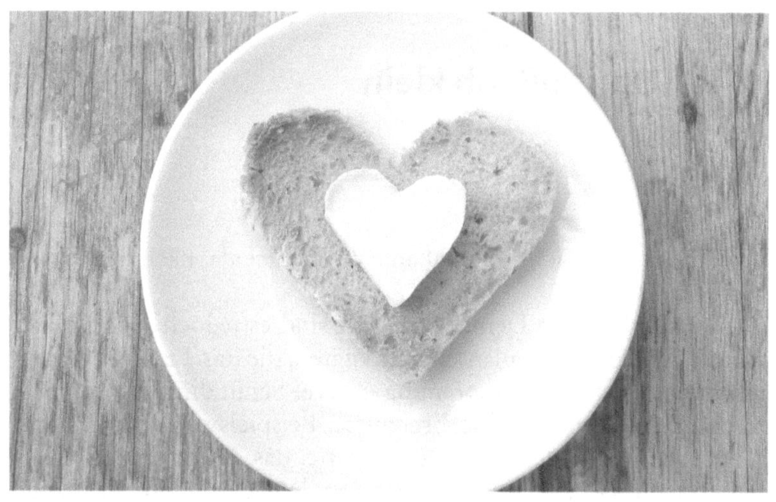

Herzhaftes in geselliger Runde genießen

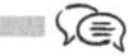

Redewendungen – Nieren:

etwas auf Herz und Nieren prüfen
etwas geht jemandem an die Nieren

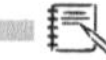

Wortsammlung – Nieren:

Nierenbecken
Nierenbeckenentzündung
Nierenentzündung
Nierenfett
nierenförmig
Niereninsuffizienz
Nierenrinde
Nierenstein
Nierentisch
Nierenversagen
saure Nierchen

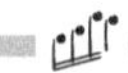

Lieder:

Dein ist mein ganzes Herz
Geh' aus, mein Herz, und suche Freud
Herz, Schmerz und dies und das
Herzilein
Ich hab' mein Herz in Heidelberg verloren
Lass die Sonne in dein Herz
Mein Herz, das ist ein Bienenhaus
Wach auf, mein Herz, und singe

9 Ob groß, ob klein

Dies erinnert zunächst einmal an eine Richtskala, nach der wir etwas bemessen.

In der Arbeit mit Demenzkranken sind es jedoch nicht immer nur die großen und geplanten Aktivitäten, die das Tagesprogramm gestalten und die beste Betreuung unserer Schützlinge ausmachen. Auch grundlegende kleine Ereignisse, beispielsweise die tägliche Körperreinigung, der Gang zur Toilette, das Ankleiden am Morgen können wir als Aktivität verstehen, je nach Befinden liebevoll begleiten und – wenn nötig – unterstützen.

Körperpflege, auch ein Thema, welches individuell und biografiebezogen unter Einhaltung größtmöglicher Diskretion durchgeführt wird. Werden Sie aktiv, was aber auch in diesem Fall nicht bedeuten soll, dass Sie Demenzkranken Arbeit abnehmen, die diese noch selbst erledigen können. Bereiten Sie alles gründlich vor, überlegen Sie, was für Sie persönlich zu einem „Wohlfühlmorgen" gehört. Ein beheiztes Badezimmer mit entsprechender Beleuchtung und notwendigen Haltegriffen sind selbstverständlich. Schönes Fliesendekor (auch zum nachträglichen Aufkleben) oder ein fröhliches Bild beeinflussen nicht das Platzangebot, sind aber eventuell genauso kleine Gesprächsaufhänger wie leise Hintergrundmusik. Farbige Handtücher und Waschlappen als visueller Reiz sind in der späteren Phase der Alzheimer-Krankheit leichter zu finden und einer Person zuzuordnen. Sprechen Sie darüber, wie gut die gelbe Zahnbürste zur Wäsche passt und schon auf einen sonnigen Tag hoffen lässt oder das hellblaue Badetuch an den Frühlingshimmel erinnert. Schnuppern Sie gemeinsam an der Seife und stellen Sie die richtige Wassertemperatur ein. Erinnern Sie sich im fröhlichen Gespräch an die Badeprozedur zu Hause. Gab es einen wöchentlichen Badetag in der Zinkbadewanne? Hat Ihr Schützling schon einmal in einem großen Hotel gewohnt und weiß von einem Luxusbad zu erzählen?

Körperpflege ist so individuell wie kaum ein anderes Thema. Fordern Sie freundlich dazu auf, erinnern Sie an den Ratschlag des Zahnarztes oder motivieren Sie durch die Ankündigung einer

Tagesveranstaltung: „Zum Konzert machen wir uns heute besonders schön." Vielleicht können Sie bei der Frisur behilflich sein und fragen nach früheren Gepflogenheiten beim Friseur. Genießt Ihr Gegenüber eine kurze Kopfmassage nach der Haarwäsche? Spielen Sie bei Bedarf humorvoll mit kleinen Eitelkeiten: „Ein unrasiertes Kinn kratzt doch beim Küssen", „Die Konkurrenz ist groß", „Mädchen, mach dir Locken, sonst bleibst du hocken" …

Wählen Sie die Kleidung für den Tag nach modischen oder praktischen Gesichtspunkten gemeinsam aus und helfen Sie nur, wenn der Reißverschluss klemmt: „Der geht aber heute besonders schwer zu, vielleicht sollten wir einmal mit Seife darüber reiben."

Komplimente sind übrigens jederzeit erwünscht, sie steigern das Selbstbewusstsein! Und wenn Sie wirklich einmal unter Zeitdruck stehen und versucht sind zu drängeln, erinnern Sie sich kurz daran, wie viel Zeit Sie selbst benötigen, bevor Sie morgens frisch, munter und gut gelaunt das Haus verlassen können. Welchen Einfluss hat es auf Ihre Stimmung, wenn Sie sich verschlafen haben und die Zeit zur Eile drängt? Beginnt so ein richtig guter Tag?

Vorschläge zur Materialsammlung:

Alles, was Größenunterschiede deutlich macht, z. B. Armbanduhr / Wecker, Taschen- / Wandkalender, Moccatasse / Kaffeebecher, Muscheln, Steine …, Landkarte: der höchste Berg, der kleinste Fluss, Fotos: der größte / kleinste Mensch, Auto / LKW, Gänseblümchen / Baum, Hütte / Wolkenkratzer …

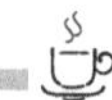

Gesprächsrunde zur Einführung:

Haben Sie Erfahrungen gemacht, ob es auf die Körpergröße ankommt? Welche Vor- und Nachteile hat es Ihrer Meinung nach, besonders groß oder besonders klein zu sein (Zutrauen der Mitmenschen …)? Wie ist es z. B. mit der Größe eines Geschenks, man sagt, eine Frau greift, wenn sie die Wahl hat, eher nach einem kleinen Päckchen?

Redewendungen – groß:

„Der große Preis"
an die große Glocke hängen
auf etwas großen Wert legen

auf großem Fuß leben
das große Flattern bekommen
das große Geld machen
das große Los ziehen
das große Zittern haben
das kannst du deiner Großmutter erzählen
das spielt keine große Rolle
den großen Macker markieren
der würde noch seine eigene Großmutter verkaufen
die ganz große Liebe
ein großes Loch in den Geldbeutel reißen
ein großer / dicker Fisch
ein großer Aderlass
ein großer Wurf
ein großes Bohei um etwas machen
ein großes Herz haben
ein großes Maul haben
ein großes Mundwerk haben
ein großes Reinemachen veranstalten
ein Großmaul sein
eine Nummer zu groß für jemanden sein
einen großen Bogen um etwas machen
er hält große Stücke auf mich
er hat eine große Zukunft / Karriere vor sich
etwas groß herausbringen
ganz großes Tennis
groß ausgehen
groß herauskommen / rauskommen
groß in Schale
groß und breit
große Augen machen
große Ausnahme machen
große Eile haben
große Ereignisse werfen ihre Schatten voraus
große Klappe und nichts dahinter
große Sprünge machen
große Tiere
große Töne spucken
große Wäsche haben
großen Ärger bekommen

großen Belastungen ausgesetzt sein
großen Respekt vor etwas haben
großen Wert auf etwas legen
großer / kleiner Wagen
großer Bahnhof
großer Gott
großes Kino
großzügig über etwas hinwegsehen
im Großen und Ganzen
in großen Schwierigkeiten stecken
in großer Not sein
jemand ist kein großes Licht / Kirchenlicht
jemandem einen großen Bahnhof machen
jemandem einen großen Dienst erweisen
keine große Hilfe sein
keinen großen Wert auf etwas legen
man hat das große Los gezogen
mit den großen Hunden pinkeln wollen, aber das Bein nicht heben können
mit großen Schritten voraneilen
seine wahre Größe zeigen
sich große Mühe mit etwas geben
so und so groß
über den großen Teich
zu den ganz Großen gehören
zu großer Form auflaufen

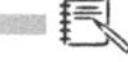

Wortsammlung – groß:

Großbetrieb	Großgrundbesitzer
Großbrand	Großhandel
Große Freiheit Nr. 7	Großhau (in NRW)
Großeinsatz	großherzig
Größenordnung	Großhirn
Größenwahn	Großkönigsdorf
Großfamilie	großkotzig
Großformat	Großmaul
Großglockner	Großmutter
Großpackung	Großwildjäger
großspurig	Großzehe

Großstadt
Großvater
großziehen
großzügig

Gernegroß
Körpergröße
riesengroß

Redewendungen – klein:
an jedem Gerücht ist ein kleines bisschen Wahrheit
aus jemandem Kleinholz machen
das kleinere Übel
das Kleingedruckte lesen
das nötige Kleingeld haben
das sagt mir mein kleiner Finger
der kleine Mann von der Straße
die Welt ist klein
ein (kleines) Dummerchen
ein kleiner Fisch
ein kleiner Gernegroß sein
ein kleiner Krauter
ein kleines Licht sein
eine kleine Aufmerksamkeit mitbringen
eine Nummer zu klein für jemanden sein
etwas auf kleiner Flamme kochen
etwas kurz und klein schlagen
gib ihm den kleinen Finger, und er nimmt die ganze Hand
jemanden kleinkriegen
jemanden um den kleinen Finger wickeln
klein beigeben müssen
kleinmachen
klein und wacker baut den Acker
klein werden
klein, aber fein
klein, aber oho
kleine Brötchen backen, kleinere Brötchen backen
kleine Diebe hängt man, große lässt man laufen
kleine Geschenke erhalten die Freundschaft
kleine Notlüge
kleine Ursache, große Wirkung
kleiner Knirps, Racker, Satansbraten
kleines Würstchen

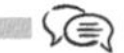

kleinkariert sein
klein-klein spielen
Kleinvieh macht auch Mist
nur ein kleines Rädchen im Getriebe sein
nur eine (kleine) Nummer sein
schau mir in die Augen, Kleines
so und so klein
von klein auf
wie ein kleines Kind behandeln
wir haben alle mal klein angefangen
wir haben alle unsere kleinen Eitelkeiten

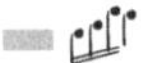

Wortsammlung – klein:

Kleinbildkamera
Kleingarten
Kleinhirn
Kleinigkeit
Kleinkaliber
kleinkariert
Kleinkind
Kleinkrämer
Kleinkrieg
kleinkriegen
kleinlaut
kleinlich
Kleinschreibung
Kleinstadt
Kleinwalsertal
klitzeklein

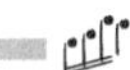

Lieder – groß:

Das Lieben bringt groß Freud
Die süßesten Früchte fressen nur die großen Tiere
Fuchs, du hast die Gans gestohlen
Großer Gott, wir loben Dich
Wenn ich einmal groß bin

Lieder – klein:

Auf der Mauer, auf der Lauer
Eine kleine Dickmadam
Hänschen klein
Kleine Möwe, flieg nach Helgoland
Mein kleiner grüner Kaktus
Weine nicht, kleine Eva
Wir sind alle kleine Sünderlein

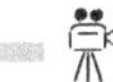

Wir versaufen unser Oma ihr klein Häuschen
Zwei kleine Italiener

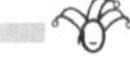

Filme:
Der kleine Däumeling
Der kleine Prinz
Kleiner Mann, was nun?

Spiel:
Bilden Sie Wortketten mit zusammengesetzten Hauptwörtern, d.h., der letzte Teil des ersten Begriffs bildet den Anfang des nächsten Wortes, z.B.: Großmutter, Mutterkuchen, Kuchenteig, Teigschüssel, Schüsselrand, randlos …

Kleinvieh, Viehhirte, Hirtensalat, Salatsoße, Soßenlöffel, Löffelstiel …

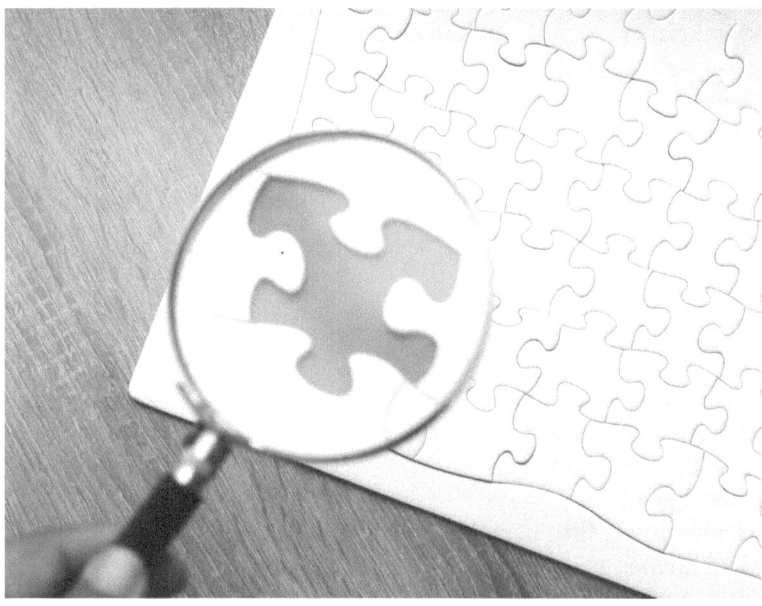

Kleinteiliges vergrößern!

10 Rund um Haus und Hof

Das ist in meinen gemischten Gruppen immer wieder ein sehr geselliges Thema, wir haben viel Spaß, wenn z.B. Wohnmöglichkeiten, nach dem Alphabet geordnet, aufgezählt werden, nicht selten höre ich dann: „A wie Affenkäfig“, „U wie unter der Brücke“ …

Lassen Sie sich Fotos von „zu Hause“ zeigen, Geschichten erzählen, sprechen Sie Demenzerkrankte persönlich an, und fragen Sie nach. Wo ist jeder aufgewachsen, auf dem Land, als Stadtkind?

Grundsätzlich ist das eigentliche Thema – Wohnmöglichkeiten für Menschen mit Demenz – ein sehr umfangreiches, es gibt eine Menge Studien und Informationen darüber. Auch im Internet finden Sie zahlreiche Buchvorschläge und Broschüren, sei es beispielsweise bei der Deutschen Alzheimer Gesellschaft, beim KDA oder der Landesarbeitsgemeinschaft Wohnberatung.

Menschen mit Demenz leiden unter dem Verlust körperlicher und kognitiver Fähigkeiten und benötigen daher ein Umfeld, das möglichst individuell auf ihre Persönlichkeit zugeschnitten ist. Denken Sie vor allem an ein eventuell eingeschränktes Sehvermögen, verschwimmende Grenzen. In einem reinweißen Badezimmer z.B. werden weiße Sanitäreinrichtungen oft nicht erkannt, und es ist ganz sicher kein böser Wille, wenn der alte Mensch womöglich nicht die Toilette trifft oder sich nicht die Hände wäscht, weil er das makellos weiße Handtuch nicht sieht. Ärgern Sie sich nicht, treffen Sie Vorkehrungen. Es gibt auch zu Hause sehr viele Möglichkeiten, den Wohnraum demenzgerecht zu gestalten.

In Pflegeheimen orientiert man sich ebenfalls an aktuellen Studien und neuen Erkenntnissen über demenzgerechte Wohnsituationen, persönlichkeits- und biografiebezogene Lebensräume, die Defizite und verlorene Fähigkeiten kompensieren und daraus resultierenden Folgen entgegenwirken. Dabei darf nicht vergessen werden, dass Demente sich auch im neuen Wohnraum „zu Hause“ und emotional geborgen fühlen und möglichst lange ein Gefühl der Selbständigkeit bewahren können.

Nach Möglichkeit besuche ich zukünftige Bewohner unserer Residenz vor ihrem Einzug in ihrem häuslichen Umfeld. Schnell verschafft man sich so einen Überblick über die Wohnatmosphäre, die es später wiederherzustellen gilt, bestenfalls mit vielen eigenen Möbeln, persönlichen Gegenständen, Bildern – Erinnerungswerte, die beim Einzug helfen, eine heimelige, vertraute Umgebung zu schaffen, die Eingewöhnungsphase angenehmer zu gestalten und zu verkürzen.

Selbst im Spätstadium der Alzheimer-Demenz zeigen sich manchmal positive und beruhigende Auswirkungen auf Vertrautes. Stoffe, die man anfassen kann, z. B. das alte Samtkissen mit der Brokatborde vom früheren Sofa, ein selbst gestrickter Schal, ein Glöckchen, das zur Essenszeit läutete, der Geruch eines Lavendelsäckchens aus dem Wäscheschrank …

Natürlich kann man nicht mit seinem ganzen „Sammelsurium" umziehen, geschultes Personal eines adäquaten Pflegeheims ist Ihnen auf Anfrage aber gerne bei der Auswahl behilflich, denn es ist selbst bemüht, entsprechende „Arbeitshilfen" für den ganz persönlichen Umgang mit einem neuen dementen Bewohner zu erlangen.

Heimatliches – auch das wäre eine passende Überschrift gewesen, denn besonders Menschen mit fortgeschrittener Demenz erinnern sich an ganz frühe Ereignisse und Erlebnisse. Vielleicht gibt es noch ganz alte Filmausschnitte aus ihrer Kindheit, Tonbandaufnahmen …

Je früher Sie als Sozialbetreuer den Kontakt zu Angehörigen aufnehmen können, desto eher besteht die Chance, dass der Haushalt noch nicht aufgelöst wurde und man die „alten Schätzchen" entsorgt hat. Für die Arbeit mit Ihren Schützlingen lohnt es sich auf jeden Fall, einmal zwei Stunden zu kramen, wenn man es gestattet. Ich entdeckte einmal das Hochzeitskränzchen der Mutter und einen abgeschnittenen Flechtzopf aus Echthaar – warum wurden diese Dinge wohl so lange aufbewahrt, wenn es nicht alte, liebe Erinnerungen sind?

Besteht diese Möglichkeit der „Erinnerungssuche" nicht, kann der Biografiebogen helfen. Wo ist der Demenzkranke aufgewachsen? In vielen Orten gibt es einen Chor oder landschaftsbezogene Musikaufnahmen, eventuell im dortigen Dialekt. Diese bekannten heimatlichen Melodien können eine viel größere Wirkung in der Demenzarbeit leisten als die Berieselung mit dem aktuellen Radio- oder Fernsehprogramm. Heimatklänge können entspannen und beruhigen, probieren Sie es aus!

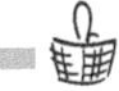

Vorschläge zur Materialsammlung:
Wenn möglich, z.B. Möbel aus einem Puppenhaus, um sie dann bestimmten Zimmern zuzuordnen, auch mit Fotos möglich. Fotos: Häuser in verschiedenen Landschaften (auch Leuchttürme), spezifische Wohnmöglichkeiten in anderen Ländern (Hausboot, Iglu, Zelt, Hütte ...).

Gesprächsrunde zur Einführung:
„Viel Hausrat, viel Unrat", sagt man – und das kann jeder bestätigen, der schon einmal umgezogen ist. Was sich da so alles ansammelt! Wie und wo haben Sie gewohnt? Hatten Sie Haus und Hof? Waren Sie evakuiert? Haben Sie Zeiten in Ihrem Leben „außer Haus", also nicht in den eigenen vier Wänden verbracht?

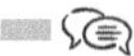

Redewendungen – Haus:
auf dem Zahnfleisch nach Hause gehen
auf den hätte ich Häuser gebaut (hätte ihm vertraut)
brave Hausfrau bleibt daheim
das Haus hüten
der Haussegen hängt schief
der Herr im Haus sein
die Axt im Haus erspart den Zimmermann
die Hausaufgaben gemacht haben
die Hausehre liegt am Weibe
die Kinder sind aus dem Haus
ein gelehrtes Haus sein
ein Haus weiter gehen
ein Hausdrachen
ein Mann sollte ein Haus gebaut, einen Baum gepflanzt und einen Sohn gezeugt haben
ein volles Haus haben
eine fleißige Hausfrau ist die beste Sparbüchse
eine Hausfrau sei keine Ausfrau
Einfälle haben wie ein altes Haus
es gehört viel zur Haushaltung, der Tage sind viel im Jahr und der Mahlzeiten noch mehr
es sind nicht alle gute Hausfrauen, die gut spinnen können
für den Hausgebrauch

Gott behüte dieses Haus und alle, die da gehen ein und aus
Haus und Hof
hausen wie die Wandalen
Haushalt hat ein großes Maul
Heiliger St. Florian, verschon' mein Haus, zünd' and're an
hohe Häuser sind gewöhnlich unterm Dach leer
immer zu Hause hocken
in alten Häusern viele Mäuse, in alten Pelzen viele Läuse
in etwas zu Hause sein
ins Haus stehen
jemandem das Haus einrennen
jemandem das Haus verbieten
jemandem ins Haus platzen / schneien
keinen Fuß vor das Haus setzen
komm du mir nach Hause
mit der Tür ins Haus fallen
na, altes Haus
nach Art des Hauses
sein Haus bestellen
sich um Haus und Hof bringen
sich wie zu Hause fühlen
total / völlig aus dem Häuschen sein
um die Häuser ziehen
und drinnen waltet die züchtige Hausfrau
von Haus aus
wenn die Katze aus dem Haus ist, tanzen die Mäuse auf dem Tisch
wer im Glashaus sitzt, sollte nicht mit Steinen werfen

Wortsammlung – Haus:

„Hohes Haus"
Freund des Hauses
Haus- und Hoflieferant
Hausanzug
Hausarbeitsraum
Hausarrest
Hausarzt
Hausaufgaben
Hausaufteilung
Hauskatze
Hauskleid
Häuslebauer
Hauslehrer
häuslich
Hausmädchen
Hausmagd
Hausmannskost
Hausmantel

Hausbau
Hausbegehung
Hausbesetzer
Hausbesetzung
Hausbesichtigung
Hausbesuch
Hausbewohner
Hausboot
Hausbrand
Hausdach
Hausdame
Hausdiener
Hausdrachen
Hausdurchsuchung
Hauseingang
Hauseinweihung
hausen
Hauserker
Hausfinanzierung
Hausflur
Hausfrau
Hausfrauenschule
Hausfreund
Hausfrieden
Hausfriedensbruch
Hausfriseur
Hausgang
Hausgebrauch
Hausgeburt
Hausgeist
Hausgemeinschaft
Hausgericht
Haushalt
haushalten
Haushaltsplan
Hausherr
hausieren
Hausierer
Hausisolierung
Hausjacke
Hausmarke
Hausmeister
Hausmüll
Hausmusik
Hausmütterchen
Hausnotruf
Hausnummer
Hausordnung
Hausputz
Hausrat
Hausratversicherung
Hausräumung
Hausrecht
Hausreinigung
Hausrenovierung
Hausrufanlage
Hausscheune
Hausschlachtung
Hausschmuck
Hausschuhe
Hausschwein
Haussegen
Haussegnung
Hausstand
Haustiere
Haustochter
Haustüre
Hausverbot
Hausverkauf
Hausversteigerung
Hausverwaltung
Hausvorbau
Hauswand
Hauswart
Hauswein
Hauswiese
Hauswirt
Hauswirtschaft
Hauszelt

Affenhaus
Armenhaus
Backhaus
Badehaus
Bauernhaus
Bauhaus
Baumhaus
Bienenhaus
Blockhaus
Brauhaus
Bushäuschen
Caféhaus
Eckhaus
Einfamilienhaus
Elefantenhaus
Elternhaus
Fachwerkhaus
Ferienhaus
Fertighaus
Feuerwehrhaus
Frauenhaus
Freudenhaus
Gartenhaus
Gasthaus
Geburtshaus
Gesindehaus
Gotteshaus
Herrenhaus
Hexenhaus
Hochhaus
Hofbräuhaus
Holzhaus
Hühnerhaus
Hundertwasserhaus
Kartenhaus
Kassenhäuschen
Kaufhaus
Landhaus
Mittelhaus
Muttergotteshaus
Opernhaus
Ottohuus (Emden)
Parkhaus
Pfandhaus
Pfarrhaus
Puppenhaus
Reihenhaus
Schauspielhaus
Schulhaus
Sommerhaus
Teehaus
Traumhaus
Treibhaus
Vaterhaus
Vogelhaus
Waisenhaus
Waschhaus
Weinhaus
Wetterhaus
Ziegelhaus
Zuchthaus

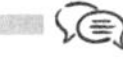

Redewendungen – Hof:

erstmal / zuerst im eigenen Hof kehren
jemandem den Hof machen
sich um Haus und Hof bringen

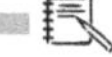

Wortsammlung – Hof:

ab-Hof-Verkauf
Bahnhof
Bauernhof
Bauhof
Blumenhof
Erbhof
Friedhof
Gnadenhof
Hinterhof
Hühnerhof
Innenhof
Kasernenhof
Ponyhof
Reiterhof
Schlachthof
Schulhof
Vorhof

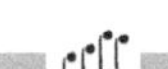

Lieder:

Alle Jahre wieder
Der Mai ist gekommen
Es sind zwei kleine Fensterlein in einem großen Haus
Gott baut ein Haus, das lebt
Im Märzen der Bauer
In diesem ehrenwerten Haus
In einem kleinen Apfel
In einem kühlen Grunde
In München steht ein Hofbräuhaus
Schaffe, schaffe, Häusle baue
Unsere Oma fährt im Hühnerstall Motorrad
Vor meinem Vaterhaus
Wir verkaufen unser' Oma ihr klein Häuschen
Wo die Nordseewellen schlagen an den Strand

Bekanntes:

Geburtshäuser:
Goethehaus in Frankfurt
Hundertwasserhaus in Wien
Schillerhaus in Marbach am Neckar
Beethovenhaus in Bonn
Mozart-Geburtshaus in Salzburg

11 Mehr Licht als Schatten

Wahrscheinlich erwarten Sie jetzt, dass ich zu diesem Thema schreibe, dass wir Demenzkranke aus ihrem Schattendasein herausholen und ans Licht führen wollen / sollen, aber schon im Jahr 2005 hat die Deutsche Alzheimer Gesellschaft ihren „Medienpreis 2005“ unter das Motto „Demenzkranke – aus dem Schatten ins Licht“ gestellt.

Durch unser tägliches Arbeiten mit Demenzerkrankten, unser Einfühlungsvermögen und unsere Akzeptanz, die liebevolle Betreuung und sinnvolle, die Sinne stimulierenden Aktivitäten, gemeinsames Erleben, ja selbst durch jedes aufmunternde Lächeln bringen wir immer wieder einen kleinen Lichtstrahl ins Leben unserer Schützlinge.

In den Redewendungen und Wortsammlungen zu diesem Thema finden Sie reichlich Gesprächsstoff für Ihre Gruppenarbeit, auch um ein lustiges Schattenboxen zu veranstalten oder einmal den Raum in verschiedenen Farben zu beleuchten, um die Wirkung dieser Veränderung zu beobachten. Wie viel Licht erzeugt eine Kerze, eine Taschenlampe, wie verändern sich Farben bei Schwarzlicht oder durch eine rote Glühbirne?

Selbst mit Ihren „Nachteulen“, die vielleicht spät abends noch keine Ruhe finden, können Sie den Mond und die Umgebung im Mondlicht betrachten. Sicher wird Ihre Fantasie zu vielen kurzweiligen Spielen angeregt, sodass ich zu diesem Thema noch eine kurze Information über reale Lichtverhältnisse und ihre Wirkung in der Arbeit mit Demenzerkrankten geben möchte.

Es ist ratsam, für eine helle, indirekte Beleuchtung zu sorgen, die zusammen mit warmen Pastellfarben eine freundliche und beruhigende Wirkung hat und optischen Halluzinationen vorbeugt. „Bedrohliche“ Schatten oder Spiegelungen können, vor allem nach Einbruch der Dunkelheit, verunsichern oder ängstigen. Da im Alter die Tiefenwahrnehmung des Auges nachlässt, bilden Schatten oder Muster im Bodenbelag sogar Stolperfallen und steigern das Sturzrisiko, da sie von Demenzkranken als Barriere empfunden werden. Außerdem können diese vermeintlichen Hindernisse den möglichen Bewegungsdrang Ihrer Patienten unnötig einschränken, wenn sie durch gestörte räumliche Wahrnehmung als Höhen- oder Tiefenunterschied eingeschätzt werden.

Großflächige Lichtschalter sind leichter zu finden, bewegungs- oder zeitgesteuerte Schalter verhindern, dass Ihre Schützlinge plötzlich „im Dunkeln stehen".

Natürlich können Sie sich die Wirkung der Farben und des Lichtes im Bedarfsfall auch zu Nutze machen, indem Sie beispielsweise eine Türe, die nicht passiert werden soll, in Wandfarbe streichen, sodass Sie eventuellen Hinlauftendenzen dementer Personen ein wenig vorbeugen können, wenn sich die Notwendigkeit einstellt.

Letztendlich dient eine optimale Beleuchtung auch als Hilfestellung, den natürlichen Schlaf-wach-Rhythmus zu normalisieren und auszugleichen.

Haben Sie übrigens schon entdeckt, dass in gelblichem, warmem Licht Gesichtszüge viel weicher erscheinen als in blaustichigem Kaltlicht? Ein Lächeln kann es allerdings auch nicht ersetzen …

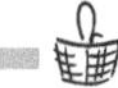

Vorschläge zur Materialsammlung:
Teelichter, Kerzen verschiedener Größe, Taschenlampe, Fahrradlampe, Grubenlampe, Petroleumlampe, Kopflampe (Arzt, Jogger), Fotos: Kronleuchter, Halogenlampe, Kerzenleuchter, Armleuchter … Vielleicht können Sie ein Schattenspiel an einer weißen Wand vorführen und zum Mitmachen animieren!

Gesprächsrunde zur Einführung:
Licht – wie war das früher ohne elektrisches Licht, erinnern Sie sich? Man sagt, Licht habe einen Einfluss auf die Stimmung, Licht mache gute Laune, Tageslicht sei gut für die Gesundheit (ohne Tageslicht kein Leben) – können Sie das bestätigen? Zählt „Schatten" für Sie zu den Negativ-Ausdrücken (dunkel, bedrückend), oder haben Sie Beispiele für „Schatten" im positiven Sinne (kühlend, erholsam)?

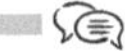

Redewendungen – Licht:
ans Licht der Öffentlichkeit geraten
auf jemanden fällt ein schlechtes Licht
bei Lichte betrachtet

das Licht der Welt erblicken
das Licht scheuen
die Reihen lichten sich
ein schlechtes Licht auf jemanden werfen
einen lichten Augenblick haben
einen lichten Moment haben
eins auf die Lichter kriegen (Lichter = Augen beim Wild)
es ist nichts so fein gesponnen, es kommt doch ans Licht der Sonne
es werde Licht
etwas ans Licht bringen
etwas im rosaroten Licht sehen
etwas im rosigen Licht sehen
etwas in einem anderen Licht sehen
etwas ins rechte Licht rücken
etwas kommt ans Tageslicht
geh mir aus dem Licht / der Sonne
grünes Licht für eine Sache haben
im Rampenlicht stehen
immer wenn du denkst, es geht nicht mehr, kommt irgendwo ein Lichtlein her
in ein schiefes Licht geraten
in einem anderen Licht erscheinen
jemand ist kein großes Licht / keine große Leuchte
jemandem das Licht ausblasen
jemandem das Licht ausknipsen
jemandem ein Licht aufstecken
Licht am Ende des Tunnels sehen
Licht am Horizont sehen
Licht im Dunkel sehen
Licht in eine Sache bringen
Licht ins Dunkel bringen
Lichtjahre entfernt sein
Mariä Lichtmess – 2. Februar
Messer, Gabel, Schere, Licht
sein Licht leuchten lassen
sein Licht nicht unter den Scheffel stellen
vom fahrenden Zug nur noch die Rücklichter sehen
wie Motten, die das Licht umschwärmen
wo Licht ist, ist auch Schatten

Wortsammlung – Licht:

lichtarm
Lichtbad
Lichtbehandlung
Lichtberechnung
Lichtbild
Lichtblick
Lichteinfall
Lichterfest
Lichterglanz
Lichterkette
Lichtermeer
Lichterprozession
Lichtgestalt
Lichtgeschwindigkeit
Lichthupe
Lichtjahr
Lichtkanal
Lichtkuppel
Lichtmast
Lichtoper
Lichtorgel
Lichtreklame
Lichtschacht
Lichtschalter
Lichtschranke
Lichtspielhaus
Lichtstrahl
Lichttherapie
Lichtverhältnisse

Abblendlicht
Abendlicht
Augenlicht
Belichtung
Blaulicht
Blitzlicht
Bremslicht
Dämmerlicht
Ewiges Licht
Fernlicht
Flutlicht
Freilichttheater
Gegenlicht
Glanzlicht
Grablicht
Himmelslicht
Kerzenlicht
Kunstlicht
Laserlicht
lichtblond
lichten
lichterloh
Lichtung
Mondlicht
Morgenlicht
Nachtlicht
Neonlicht
Nordlicht
Notlicht
Oberlicht
Öllicht
Polarlicht
Rampenlicht
Rotlicht
Rücklicht
Schlaglicht
Schlusslicht
Schwarzlicht
Sonnenlicht
Standlicht
Tageslicht
Teelicht
UV-Licht
Warnlicht
Windlicht
Zwielicht

Redewendungen – Schatten:

der hat ja einen Schatten
auf der Schattenseite des Lebens
aus dem Schatten heraustreten
die Schatten vorauswerfen
dunkle Schatten um die Augen haben
ein Schattendasein führen
einem Schatten nachjagen
große Dinge werfen ihre Schatten voraus
im Schatten von jemandem stehen
jemandem folgen wie ein Schatten
jemandem Schatten gewähren
jemanden in den Schatten stellen
nur noch ein Schatten seiner selbst sein
über den eigenen Schatten stolpern
über seinen eigenen Schatten springen

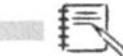

Wortsammlung – Schatten:

Schattenbeet
Schattenbild
Schattenboxen
Schattengebilde
Schattengestalt
Schattengrenze
Schattenmorellen
Schattenriss
Schattenspiel
Schattentheater
Schattierung

beschatten
Grauschatten
Kurschatten
Lidschatten
Mondschatten
Nachtschattengewächs
Schlagschatten
überschatten
Windschatten

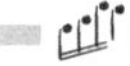

Lieder:

Fröhliche Weihnacht überall
Am Weihnachtsbaume
Ihr Kinderlein kommet
Morgen, Kinder, wird's was geben
Ich geh mit meiner Laterne
Laterne, Laterne

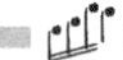

Am Brunnen vor dem Tore
Und wenn das Licht ausgeht im Roxi
Bei einem Wirte wundermild
Alles neu macht der Mai
Sende dein Licht und deine Wahrheit

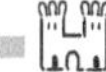

Märchen:
Das blaue Licht – Brüder Grimm

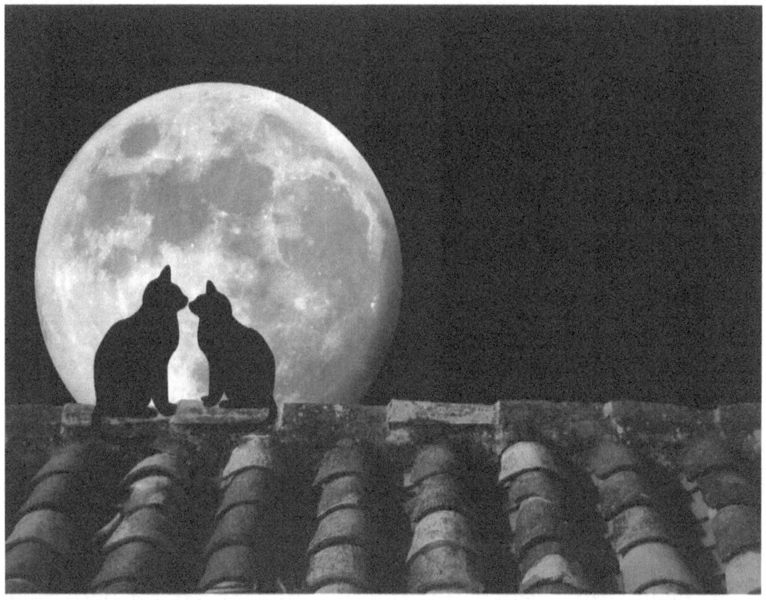

Im Schutz des nächtlichen Schattens

12 Was kam zuerst, Huhn oder Ei?

Ein Gruppenthema, nicht nur zur Osterzeit. Wie Sie den Sprichwörtern und der Wortsammlung entnehmen können, gibt es einige Möglichkeiten der Durchführung, auch mit Demenzerkrankten. Sei es, dass Sie gemeinsam Eier mit Kaltfarben anmalen, diese eventuell für die Enkel verstecken, Osterkörbchen gestalten und füllen, nach Schablonen hergestellte Eier aus festem buntem Kartonpapier bemalen, Styroporeier mit farbigen Serviettenschnipseln und Kleister dekorieren … Ihrer Fantasie sind kaum Grenzen gesetzt. Sie finden schnell heraus, wo die gestalterischen Stärken Ihrer Schützlinge liegen. Gestaltungsstunden bilden einen schönen Rahmen für persönliche kleine Erinnerungsgespräche oder gemeinsame Lieder.

Auch für das restliche Jahr finden Sie Anregungen im Themenbereich, Gespräche über die Landwirtschaft, Vergleichen verschiedener Vogeleier oder Hühnervögel (Auerhuhn, Fasan, Haushuhn, Perlhuhn, Wachtel …).

Haben Sie die Möglichkeit einer Küchenbenutzung, bereiten Sie doch als Gruppenaktivität Eierkuchen (Omelett, Pfannkuchen, Kaiserschmarren) zu. Die heiße Pfanne beaufsichtigen Sie selbst, bei allen anderen Arbeiten haben Sie bestimmt Hilfe, wenn Sie den Wunsch äußern. Zum gemeinsamen Essen gibt es übrigens auch Tipps in Kapitel 15, „Obst und Gemüse".

Vielleicht wundern Sie sich über dieses Thema ein wenig. Ich habe es nicht ohne Hintergedanken gewählt und möchte Ihnen diese nicht vorenthalten. Im Internet und vielen Büchern und Broschüren finden Sie Wissenswertes zum Thema Essen und Trinken bei Demenz. Über Essstörungen, Appetitlosigkeit … Doch manchmal fragt man sich wirklich: Was kam zuerst? Sind die Essstörungen wirklich nur demenzbedingt?

Manche Lösungen finden Sie, kann der Demente sich nicht mehr ausdrücken, auch in seiner persönlichen Biografie: Vorlieben, Abneigungen. Eventuell sind auch ein schlecht sitzender Zahnersatz und dadurch bedingte Schmerzen die Ursache. Wenn Sie „Essen vergessen" durch ein reichhaltiges, abwechslungsreiches, nett serviertes und bedarfsgerecht zerkleinertes Angebot ausschließen können, kann ein Arztgespräch über die Nebenwirkungen der verordneten Medikamente helfen. Verursachen sie Übelkeit, Appetitlosigkeit, Mundtrockenheit? Sind sie vielleicht durch andere Medikamente mit weniger Nebenwirkungen zu ersetzen? Bestehen eventuell Schluckbeschwerden, sodass es hilfreich wäre, den Fruchtsaft etwas anzudicken? Oft liegt die Lösung so nahe: Trinkt der Demenzkranke nicht, weil er die Wasserflasche nicht öffnen kann oder den Toilettengang fürchtet? Isst er nicht, weil er sich nicht erinnert, wie man das Besteck benutzt? Oder findet er das Schälchen mit der Quarkspeise auf der weißen Tischdecke gar nicht?

Es gibt viele Gründe, das Ess- und Trinkverhalten zu beeinflussen. Durch verändertes Geschmacksempfinden im Laufe der Erkrankung sind regelmäßige Anpassungen des Speiseplans notwendig. Wenn Sie herausfinden, was Ihren dementen Freunden schmeckt, machen Sie ihnen und auch sich eine Freude.

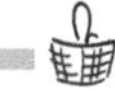

Vorschläge zur Materialsammlung:
Alles rund um Huhn, Hahn und Ei, Gipseier, Vogeleier, Eierkartons, Hahnenfedern (Hutgarnitur), Kissen mit Daunenfedern, Fotos: Hühnervögel, lustige Eierbecher …

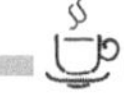

Gesprächsrunde zur Einführung:
Wer hatte denn eigene Hühner zu Hause? Wie hat man die Hühner zum Eierlegen animiert? Schon mal ein Huhn gerupft? Kennen Sie noch Eier als Zahlungsmittel? Eierfärben mit Naturfarben: Zwiebelschalen, Rote Beete …?

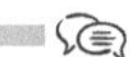

Redewendungen:
ach, du dickes Ei
auch ein blindes Huhn …
aufgeblasener Gockel
aufgeschrecktes Huhn
aus ungelegten Eiern schlüpfen keine Hühner
aussehen wie ein gerupftes Huhn
beim ersten Hahnenschrei
da lachen ja die Hühner

das Ei will klüger sein als die Henne
das ist nicht das Gelbe vom Ei
das Leben ist wie eine Hühnerleiter ...
den Gockel machen
du Weichei
Ei des Kolumbus
ein guter Hahn wird selten fett
es kräht kein Hahn mehr danach
faules Ei
für 'n Appel und 'n Ei
Gluckenmutter
Hahn im Korb
ich mache nicht langes Federlesen
jemandem auf die Hühneraugen treten
jemandem den Geldhahn zudrehen
jemandem den roten Hahn aufs Dach setzen – (einen Brand legen)
Kuckucksei
man soll nicht das Huhn schlachten, das die goldenen Eier legt
mit den Hühnern aufstehen
mit den Hühnern zu Bett gehen
mit jemandem ein Hühnchen rupfen müssen
Ordnung wie auf einem Hühnerhaufen haben
sich gleichen wie ein Ei dem anderen
sich um ungelegte Eier kümmern
sich wie ein Wetterhahn im Wind drehen
Überraschungsei
verrücktes Huhn
was kam zuerst – Huhn oder Ei
wenn die Henne zum Hahn kommt, vergisst sie ihre Jungen
werfen mit faulen Eiern
Wetter zum Eierlegen
wie auf rohen Eiern gehen
wie ein aufgescheuchtes Huhn herumrennen
wie ein rohes Ei behandeln
Zicke Zacke Hühnerkacke

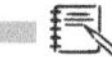

Wortsammlung – Hahn:

Auerhahn
gallischer Hahn
Hähnchenschenkel
Hahnenfußgewächs
Hahnenkamm
Hahnenkammrennen
Hahnentritt
Kampfhahn
Truthahn
Wasserhahn
Wetterhahn
Zapfhahn

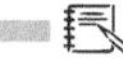

Wortsammlung – Huhn:

Hanghuhn
Hühneraugen
Hühnerbrust
Hühnereier
Hühnerhof
Hühnerklein
Hühnerleber
Hühnerleiter
Hühnerragout
Hühnerstall
Hühnersuppe

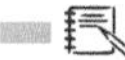

Wortsammlung – Ei:

Eidotter
Eierbecher
Eierfach
Eier färben
Eierkarton
Eierkocher
Eierkopf
Eierkranz
Eierkuchen
Eierlaufen
Eier legen
Eierlikör
Eierlocher
Eierlöffel
Eierpunsch
Eiersalat
Eierschalen
Eierstich
Eierstock
Eier suchen
Eiertanz
Eieruhr
Eierwärmer
Eigelb
Eiklar
Eischnee
Eisprung
Eiweiß

Frühstücksei
Gänseei
gebackene Eier
gebratene Eier
Gipsei
Krokantei
Schokoladenei
Senfeier
Solei
Spiegelei
Stopfei
verlorene Eier

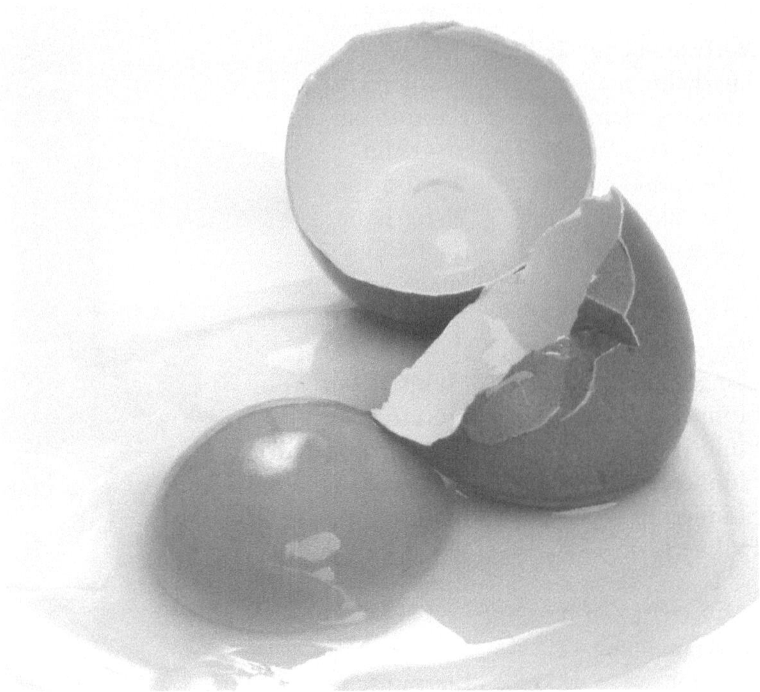

Wer ein Omelette macht, muss Eier zerschlagen.

Osterei
Rührei
Wachtelei
Windei

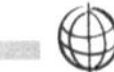

Bekanntes:
„Dat Ei – Zimmermann“ – bekannt im „Kölner Karneval“
Hahnrei (= betrogener Ehemann)
Halve Hahn (= Käsebrötchen)

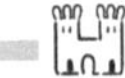

Märchen:
Die Bremer Stadtmusikanten
Frau Holle – beide: Brüder Grimm

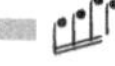

Lieder:

Backe, backe Kuchen
Der Hahn ist tot
Ich wünscht, ich wär' ein Huhn
Klingeling, da kommt der Eiermann
Noch ein Toast, noch ein Ei
Scheißegal, ob du Huhn bist oder Hahn
Wide wide wenne heißt meine Puthenne

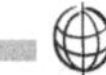

Scherzhaftes:

Die meisten Hühner werden schon als Eier in die Pfanne gehauen.
Kräht der Hahn auf dem Huhn, hat das mit dem Wetter nichts zu tun.
Kräht der Hahn auf dem Mist, ändert sich das Wetter oder es bleibt, wie es ist.
Kräht der Maulwurf auf dem Dach, liegt der Hahn vor Lachen flach.
Lässt der Hahn die Arbeit ruh'n, kriegt er's mit dem Huhn zu tun.
Lieber Hahn im Korb als im Wienerwald.

13 Bei Wind und Wetter

Ein sehr ergiebiges Thema rund um das Jahr, das viele Gruppenstunden mit Leben füllen kann. Wind und Wetter bieten sich an, um auch mit Demenzkranken kleine Außenaktivitäten in der Natur zu arrangieren, ob sie im Sommer durch den Morgentau barfuß laufen, Windräder aufstellen und beobachten, einen Sonnenuntergang gemeinsam ansehen oder Regentropfen in zarten Spinnweben betrachten, es wird immer zu einem Erlebnis werden, das alle Sinne anspricht und auch Ihnen Freude macht.

Wind und Wetter eignet sich im Besonderen auch als Thema, welches die männlichen Vertreter Ihrer Schützlinge anspricht, was ja erfahrungsgemäß nicht immer ganz einfach ist. Viele Männer haben sich im Laufe ihres Lebens vornehmlich ihrem Beruf gewidmet und gingen in der verbleibenden Zeit Arbeiten rund um Haus und Hof nach.

Auch wenn sich die Gesellschaft mit der Zeit ändert, was auch anhand ihrer Freizeitaktivitäten abzusehen ist, sprechen wir mit der Männergeneration, die heute als Demente unserer Betreuung bedürfen, meist Individualisten an, die sich entweder selbst beschäftigten oder in sogenannten reinen „Männervereinen“ (Sport, Fußball, Schützen, Stammtisch etc.) organisiert waren.

So ist es nicht verwunderlich, dass sie sich in einer gemischten Gruppe und bei nicht rein geschlechtsspezifischen Aktivitäten nicht „zu Hause“ fühlen. Bei diesem Thema jedoch können Sie „Ihre Männer“ gezielt ansprechen, sie um Hilfe bitten, sie einbeziehen. Männer können sicher viel besser das Windrad in den Boden klopfen, einen Sonnenschirm aufspannen, das Eis am Uferrand losklopfen.

Vielleicht bauen Sie mit den männlichen Vertretern Ihrer Gruppe einen Windvogel, ein Vogelhäuschen oder einen Futterplatz. Männer können auch den täglichen „Wetterbericht“ übernehmen, indem sie ihn aktuell aus der Tageszeitung ausschneiden und aufkleben oder vorlesen. Selbst die Verantwortung für ein Wettertagebuch können Sie vergeben, schließlich ist der 100-jährige Kalender aufgrund des veränderten Klimas längst überholt. Suchen Sie im

Internet nach den monatlichen Bauernregeln, und lassen Sie diese durch die Herren überprüfen. Sicher weiß auch noch jemand, wie man mit angefeuchtetem Finger die Windrichtung ermittelt oder einen Kompass ausrichtet. Wenn Sie um leichte Hilfe bei der Gartenarbeit bitten, sind Laubfegen oder Strauchbeschneiden auch „Männersache". Betonen Sie dieses ausdrücklich und auch, wie dankbar Sie für die männliche Hilfe sind.

Mit ein wenig Fingerspitzengefühl werden Sie zu jedem Thema spezielle „männliche" Aktivitäten ausarbeiten können, Männern Verantwortung für etwas übertragen und um den Rat eines „Fachmanns" bitten. In der Biografie finden Sie Anhaltspunkte zu Beruf und Hobby. In unserer Residenz gibt es beispielsweise einen „Römerfranz", der seinen Spitznamen vor über 40 Jahren erhielt, weil er die Routenpläne für Reisen seines Geschichtsvereins ausarbeitete. Wie präzise beantwortet er Fragen zu Städten, Landschaften, ausländischen Währungen vor dem Euro, Länderflaggen, Sehenswürdigkeiten, selbst zu Speisen oder Bekleidung anderer Länder. Er erinnert sich gerne, ist ein guter Ratgeber und freut sich stets über unsere Anerkennung!

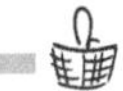

Vorschläge zur Materialsammlung:

Thermometer, Sonnenbrille, Regenschirm, Kappe, Fotos: die vier Jahreszeiten, jahreszeitliche Sport- und Freizeitmöglichkeiten wie Baden oder Rodeln, Wetterkarte und Wettersymbole, kleinere Bekleidungsstücke …

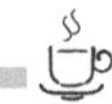

Gesprächsrunde zur Einführung:

Es gibt kein schlechtes Wetter, nur schlechte Ausrüstung (Kleidung). Entdecken Sie Unterschiede im Wetter früher und heute? Oder in der Bekleidung im Sommer / Winter? Erzählen Sie von der Mode in Ihrer Jugend, Alltags- und Sonntagskleidung, Herren- und Damenbekleidung, Bademode …

Redewendungen

Dunst:

blauer Dunst
geh aus meinem Dunstkreis
keinen blassen Dunst von etwas haben

Nebel:
die Sinne vernebelt
eine Nacht-und-Nebel-Aktion
im Nebel stochern

Tau:
nicht mehr ganz taufrisch sein
morgens taufrisch aufwachen

Sonne:
auf der Sonnenseite des Lebens stehen
auf Regen folgt Sonnenschein
bei strahlendem Sonnenschein / Wetter
besonnen
das ist sonnenklar
das Land der aufgehenden Sonne
die Sonne bringt es an den Tag
die Sonne in sein Herz lassen
die Sonne steht tief
einen Sonnenstich haben
es ist nichts so fein gesponnen, es kommt doch ans Licht der Sonne
etwas Sonne abbekommen
etwas Sonne tanken
geh mir aus der Sonne
jemandem scheint die Sonne aus dem Popo
nicht eitel Freud und Sonnenschein
nicht in die Sonne gehen
sich sonnen
Sonnenbrille
sonnenklar
sonniges Gemüt

Regen:
Abendrot Gutwetterbot', Morgenrot mit Regen droht
ein Gesicht wie sieben Tage Regenwetter
ein warmer Regen
es sieht nach Regen aus
ich stehe im Regen und warte auf dich
jemanden im Regen stehen lassen

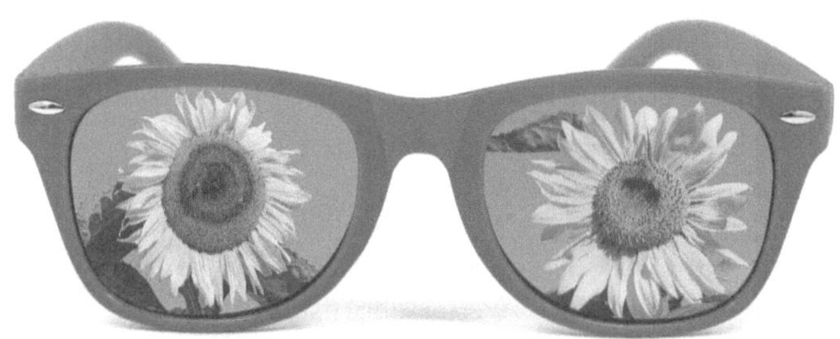

Sonnenb…

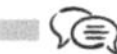

nach Regen folgt Sonnenschein
Regentanz veranstalten
vom Regen in die Traufe kommen

Schnee:
das ist Schnee von gestern
er freut sich wie ein Schneekönig
Schneeballsystem
weiß wie Schnee, rot wie Blut …
wenn es schwarz schneit

Wetter:
bei diesem Wetter jagt man keinen Hund vor die Türe
bei ruhigem / gutem Wetter kann jeder leicht Steuermann sein
bei Wind und Wetter
da gibt's ein Donnerwetter
einen auf gut Wetter machen
Schönwetter machen
wenn du deinen Teller leer isst, gibt es morgen schönes Wetter
Wind und Wetter trotzen
zum Donnerwetter

Wortsammlung – Wetter:

Aprilwetter
Badewetter
Bewetterung
Donnerwetter
Dreckwetter
Wetterballon
Wetterbericht
Wetterdach
Wetterdienst
Wetterfahne
wetterfest
Wetterfrosch
Wetterführung
wettergegerbt
Wetterhahn
Wetterkarte
Wetterkunde
Wetterlage
Erntewetter
Gewitter
Mistwetter
Schietwetter
Unwetter
Wetterleuchten
wettern
Wetterschacht
Wetterschaden
Wetterschornstein
Wetterseite
Wetterstation
Wettervorhersage
Wetterwarte
Wetterwechsel
wetterwendisch
Witterung
Wetterleuchten

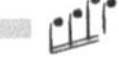

Lieder:

Am Tag, als der Regen kam
Barfuß im Regen
Für mich soll´s rote Rosen regnen
Regen, Regentröpfchen
Regentropfen, die an mein Fenster klopfen
Singing in the rain

ABC, die Katze lief im Schnee
Es war eine Mutter, die hatte vier Kinder
Kling, Glöckchen
Leise rieselt der Schnee
Schneeflöckchen, Weißröckchen
Schneeglöckchen im Februar (Heintje)
Es kann nicht immer nur die Sonne scheinen

Guten Morgen, Sonnenschein
Ich fang für euch den Sonnenschein
Im Frühtau zu Berge

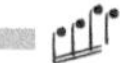

Lass die Sonne wieder scheinen
Und immer, immer wieder geht die Sonne auf
Wann wird's mal wieder endlich Sommer
Wenn alle Brünnlein fließen
Wo meine Sonne scheint
Wochenend' und Sonnenschein
Zeig mir den Platz an der Sonne

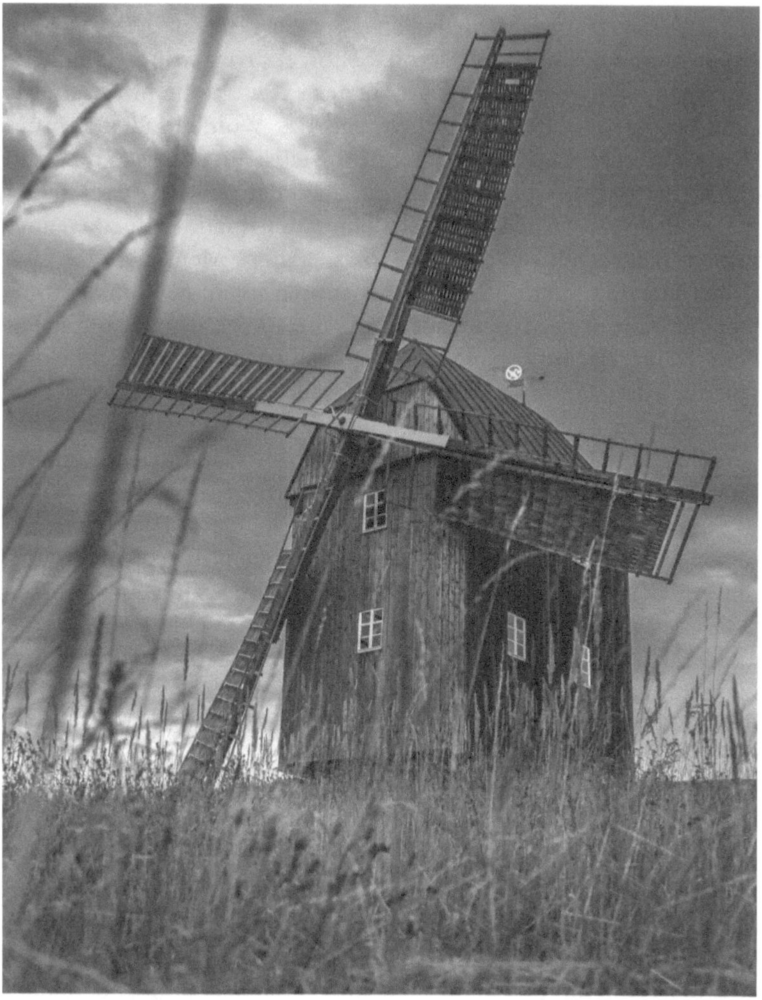

Du fängst den Wind niemals ein.

14 In Eis und Schnee

Das hört sich im ersten Augenblick ungemütlich an, kann sich aber im Laufe einer Stunde ins Gegenteil wenden.

Für Personen mit Demenz, besonders wenn sie die meiste Zeit des Tages im Haus verbringen, sind Spaziergänge in der Natur ein Erlebnis und besonders wertvoll. Schon ein paar Minuten tägliche Bewegung an der frischen Luft steigern sowohl die physische als auch die psychische Gesundheit und das Wohlbefinden, warum also nicht auch bei Eis und Schnee? Selbst im Winter gibt es in der Natur viele sensorische Anregungen: den Wind in den Bäumen rauschen hören, einen Schneeball mit den Händen formen und fühlen, dicke, graue Wolken sehen … Ältere Menschen, die sich früher viel im Freien aufhielten, behaupten sogar, sie können kommenden Schnee riechen. Mit der Aufgabe, die Vögel oder Enten auf dem Weiher zu füttern, locken Sie bestimmt auch Stubenhocker vor die Türe, Männer in unserer Residenz fegen sogar die Nummernschilder der verschneiten Autos auf dem Personalparkplatz gerne eigenhändig frei. Da darf ein großes Lob für so viel Hilfsbereitschaft keinesfalls fehlen.

Zu Eis und Schnee werden im Themenbereich Wortspielvorschläge angeboten, leichte Bewegungsübungen für Außenaktivitäten ergeben sich von selbst. Werfen Sie Schneebälle auf ein nahe gelegenes Ziel, vielleicht auch einmal mit der seltener benutzten „anderen“ Hand, was meist die linke sein wird, da bei der älteren Generation Linkshänder noch häufig umerzogen wurden. Selbst den Schnee gründlich von den Handschuhen klopfen oder die Schuhe durch kräftiges Aufstampfen säubern sind Bewegungen, um die Sie auch in der Spätphase der Alzheimer-Demenz noch bitten können, wenn Sie diese vormachen.

Schwelgen Sie mit Demenzkranken in Erinnerungen an Winter in der Kindheit, an Eislaufen, an Schlittenfahren und an die Winterabende zu Hause. Einige unserer Residenzbewohner besitzen noch die Fähigkeit, einen Schal zu stricken, andere Demenzerkrankte erzählen von ihrem handwerklichen Geschick und „begreifen“ Wollknäuel und Stricknadeln immer noch gerne. Vergleichen Sie

Wolle, kratzt reine Wolle am Kinn? Bevorzugen Ihre Schützlinge einen Schal aus weicher Angorawolle? Vielleicht möchten sie die Farben für ein Webbild aus Wollresten zusammenstellen, gemeinsames Weben auf einem Holzrahmen ist oft noch möglich, und man kann farbenfrohe Wandbilder für graue Wintertage herstellen, welche den Künstlern entsprechende Bewunderung einbringen.

Übrigens ist es nicht nur für Demenzerkrankte besonders gemütlich, nach einem Spaziergang bei Eis und Schnee drinnen am Fenster zu sitzen, in die weiße Landschaft zu schauen und einen warmen Kakao oder Tee zu trinken. Auch gemeinsames Schweigen und Schauen dürfen Sie als Aktivität verstehen, Ihre dementen Freunde werden dieses vertrauensvolle entspannte Beisammensein und die Zeit, die Sie ihnen widmen, genießen.

Oft entwickeln sich am beliebten Fensterplatz kurzweilige Gespräche über alles, was es zu beobachten gibt – verknüpfen Sie interessierte und persönliche Fragen damit! Besonders bei der Beobachtung vorbeieilender Passanten gibt es oft einiges zu lachen, wenn sie humorvoll darauf hinweisen – und: Lachen ist gesund!

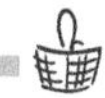

Vorschläge zur Materialsammlung:
Winterliches, Wolle, Schal, Mütze, Handschuhe, eventuell ein „Muff“, Wollsocken, Tannenzweige (Kunstschnee), je nachdem auch weihnachtliche Dekoration, Ansichtskarten und Fotos: Winterlandschaft, Wintersport …

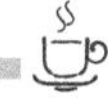

Gesprächsrunde zur Einführung:
Erinnern Sie sich an den Winter in Ihrer Jugend, vielleicht an Erlebnisse im Schnee / auf dem Eis? Waren Sie schon einmal eingeschneit? Hatten Sie Wintersportgeräte zur Verfügung, Ski, Schlittschuhe? Wie war ein typischer „Winterabend“ in Ihrer Familie: Ofen? – Strom? Gab es typische „Wintergerichte“ zu den Mahlzeiten: Kohlgemüse? Gepökeltes? Eingemachtes? Bratäpfel?

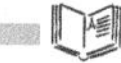

Zum Vorlesen:
(falls es nicht wirklich jeder kennt)
„Gefroren hat es heuer …“ – Friedrich Güll

Redewendungen – Eis:

das Eis brechen
das ist nur die Spitze des Eisbergs
die Kuh vom Eis holen
ein Loch ins Eis schlagen
Eisbeine kriegen
es läuft mir eiskalt über den Rücken
etwas auf Eis legen
ewiges Eis
jemandem gefriert das Blut zu Eis
jemanden aufs Glatteis führen
mit eisiger Miene
sich auf dünnem Eis bewegen
Wasser und Eis
wenn es dem Esel zu wohl wird, geht er aufs Eis
zu Eis erstarren

Wortsammlung – Eis:

Eisbahn
Eisbär
Eisbecher
Eisbein
Eisberg
Eisbeutel
Eisblumen
Eisbombe
Eisbrecher
Eiscreme
Eiseskälte
Eisfach
eisgekühlt
Eisglätte
eisig
eiskalt
Eiskonfekt
Eiskristall
Eiskübel
Eiskugel
Eiskunstlauf
Eislaufbahn
Eismeer
Eispiste
Eisprinzessin
Eissalat
Eisschale
Eisscholle
Eissplittertorte
Eisstangen
Eisstockschießen
Eistanz
Eiswaffel
Eiswagen
Eiswein
Eiswürfel
Eiszapfen

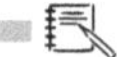

Fruchteis
Glatteis
Gletschereis (Firneis)
Kunsteis
Packeis
Polareis
Sahneeis
Speiseeis
Stangeneis
Trockeneis
Vanilleeis …
Vereisung
Wassereis

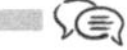

Redewendungen – Schnee:
das ist Schnee von gestern
sich freuen wie ein Schneekönig
das ist ein Schneeballsystem
anno Schnee – aus dem Jahre Schnee
Fantasie und Schneegestöber

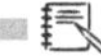

Wortsammlung – Schnee:
der erste Schnee
Schnee (Kokain)
Schneehase
Schneehemd

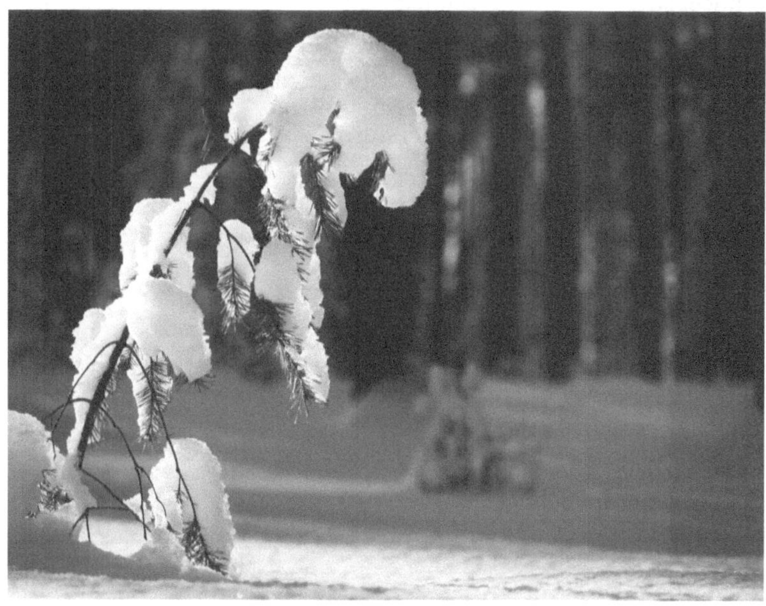

Weiße Pracht

Schneeanzug
Schneeballschlacht
schneebedeckt
Schneebeere
Schneebesen
schneeblind
Schneebrett
Schneebrille
Schneebruch
Schneedecke
Schneedichte
Schneeeule
Schneefall
Schneefigur
Schneefink
Schneeflocke
Schneefräse
schneefrei
Schneegans
Schneegestöber
Schneeglätte
Schneeglöckchen
Schneegrenze
Schneerute
Schneeschauer
Schneeschaufel
Schneeschieber
Schneeschmelze
Schneeschuhe
schneesicher
Schneehuhn
Schneehütte
schneeig
Schneekanone
Schneeketten
Schneekönig
Schneekreuz
Schneekristall
Schneelandschaft
Schneelast
Schneelawine
Schneeleopard
Schneemann
Schneemaschine
Schneemassen
Schneematsch
Schneemessung
Schneepflug
Schneeraupe
Schneeregen
schneereich
Schneereifen
Schneerose
Schneeskulptur
Schneesturm
Schneetreiben
Schneeverwehung
schneeweiß
Schneezaun
schneien

Eischnee Kunstschnee Neuschnee Pulverschnee

Film:
Drei Männer im Schnee

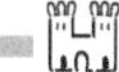

Märchen:

Schneewittchen und die sieben Zwerge (weiß wie Schnee, rot wie Blut …)
Schneeweißchen und Rosenrot – beide: Brüder Grimm

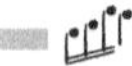

Lieder:

Schneeflöckchen, Weißröckchen
Himbeereis zum Frühstück
ABC, die Katze lief im Schnee
Es schneit, es schneit, kommt alle aus dem Haus
Leise rieselt der Schnee
Es war eine Mutter, die hatte vier Kinder
Herz aus Eis
Schneewalzer
Schneeglöckchen im Februar
Der Winter ist ein rechter Mann
Schokoladeneisverkäufer

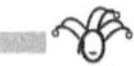

Spiele:

Was ziehe ich an einem bitterkalten Wintertag alles an, um mich vor der Kälte zu schützen?

a) am Tag (Ohrenschützer, Pudelmütze, Fäustlinge …)
b) in der Nacht (Bibernachthemd, Bettschuhe …)

Die Spiele können nach Lust und Laune auch nach Alphabet sortiert gespielt werden:

- oder als Würfelspiel
- nach Ballabwurf
- jeder zweite Teilnehmer antwortet …

15 Obst und Gemüse

Dieses Thema können Sie auch mit Alzheimer-Erkrankten gut bearbeiten. Natürlich wissen Sie, dass Essen und Trinken im Alter und vorrangig bei Demenzerkrankten zum Problem werden kann. Für Essstörungen gibt es verschiedenste Gründe, „Essen vergessen“ ist nur einer von vielen, der allerdings in unserer Betreuungsgruppe nicht in Frage kommt. Einige andere Gründe der eventuellen Essensverweigerung habe ich schon in Kapitel 12 genannt. Gemüse und vorrangig Obst gehören zu den Lebensmitteln, die auch der Lust auf Süßes, die vielen Demenzerkrankten bis zum Schluss erhalten bleibt, entgegenkommt. Einige Sorten eignen sich aufgrund ihrer heimischen Sortenvielfalt und Verarbeitungsmöglichkeit sogar für eine eigene Stunde, z.B. Äpfel, Pflaumen ... Mit anderen Sorten können Sie einen Obstsalat zubereiten oder eine Gemüsesuppe „quer durch den Garten“ kochen.

Hauptsache ist, Sie lassen sich von Ihren Schützlingen helfen. Obst und Gemüse putzen, schälen und unter Aufsicht zerkleinern, eine Soße anrühren, all das müssen Sie nicht selbst erledigen, denn es sind Aufgaben, die Demenzerkrankte meist noch übernehmen können und bei denen sie sich sehr nützlich fühlen. Vergessen Sie nicht, Ihre Anerkennung immer wieder zu betonen. Während Sie gemeinsam den Tisch sehr nett eindecken, unterhalten Sie sich über den früheren Obstgarten, die Ernte und die Verarbeitung oder singen ein themenbezogenes Lied. Ist jemand auf dem Land aufgewachsen, war er sicher schon einmal „in den Kartoffeln“ und kann davon erzählen. Oder vom Obst aus Nachbars Garten?

Auch Demenzkranke in der Spätphase können sich am Essen beteiligen. Stellen Sie ein Fruchtpüree ohne Stückchen her, oder reichen Sie einen verdünnten Fruchtsaft an. Sehr wasserhaltiges Obst wie Erdbeeren oder Melonen helfen sogar ein wenig, den Flüssigkeitsbedarf aufzufüllen.

Natürlich essen Sie alle gemeinsam, eine bunte Tischdecke oder farbige Schälchen helfen Ihren Freunden bei der Orientierung, und wenn Sie vormachen, wie man den Löffel hält und zum Mund führt, wird es weniger Probleme geben. Gemüse, Gurkenscheiben,

Radieschen, Paprika … eignen sich besonders, um mit einer kalten Soße oder Kräuterquark serviert und mit den Fingern gegessen zu werden. Dagegen spricht nicht, eine schöne Tafel mit Kerzen (unter Aufsicht) und Blumenschmuck zu decken. Sie haben bei der Vorbereitung bestimmt helfende Hände, wenn Sie um Unterstützung bitten und die Aufgaben personenbezogen vergeben.

Im Seniorenheim freut sich übrigens auch das Pflegepersonal, wenn die Bewohner ihm ein Stück vom selbst gebackenen Apfelkuchen auf einem kleinen Papptablett mitbringen. Und damit haben wir dann alle gewonnen, Sie verbringen schöne Stunden mit viel Hilfe, Ihre Schützlinge bekommen Selbstbestätigung, Lob, Anerkennung, ein Dankeschön und zusätzlich noch eine schmackhafte Zwischenmahlzeit. Das ist doch wirklich wiederholenswert!

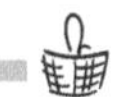

Vorschläge zur Materialsammlung:
Gemischte Obstkörbe heimischer Sorten, Gemüse aller Sorten, Zwiebeln, Kartoffeln, Kürbisse, Kräutersträußchen oder Kräutertopf, Fotos: Obst und Gemüse anderer Heimat (Kokosnuss, Banane, Kiwi, Ananas, Sternfrucht, Physalis …), auch Fotos: Obstbäume im Winter, wer erkennt sie?

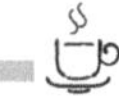

Gesprächsrunde zur Einführung:
Haben Sie Erinnerungen an Obstwiesen, an einen Gemüsegarten? Was wurde angebaut, wie wurde die Ernte verarbeitet? Gelagert, eingekocht? Waren Sie „in den Kartoffeln"? Kennen Sie ein Kartoffelfeuer? Welche Kartoffelgerichte essen Sie besonders gerne?

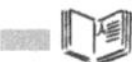

Zum Vorlesen:
„Gemüseball" – Text: Werner Halle
„Abschiedsworte an Pellka" – Joachim Ringelnatz (1883–1934)

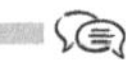

Redewendungen – Obst:
wenn der Apfel reif ist, fällt er ab
ein Apfel am Tag, mit dem Doktor keine Plag
Adamsapfel
Äpfel, Nuss und Mandelkern
der Apfel fällt nicht weit vom Stamm

in den sauren Apfel beißen
etwas für einen Apfel und ein Ei kaufen / für 'n Appel und 'n Ei
warum ist die Banane krumm
total Banane sein
eine weiche / harte Birne haben
man kann Äpfel und Birnen nicht zusammenzählen
Kopfnuss
Ohren wie Rhabarberblätter
treulose Tomate
Tomaten auf den Augen haben
mit faulen Tomaten werfen
jemanden auspressen wie eine Zitrone
mit Zitronen handeln
verbotene Früchte
jemandem (wie eine reife Frucht) in den Schoß fallen
auf fruchtbaren Boden fallen
ein (sauberes) Früchtchen sein
die Früchte seiner / ihrer Arbeit ernten

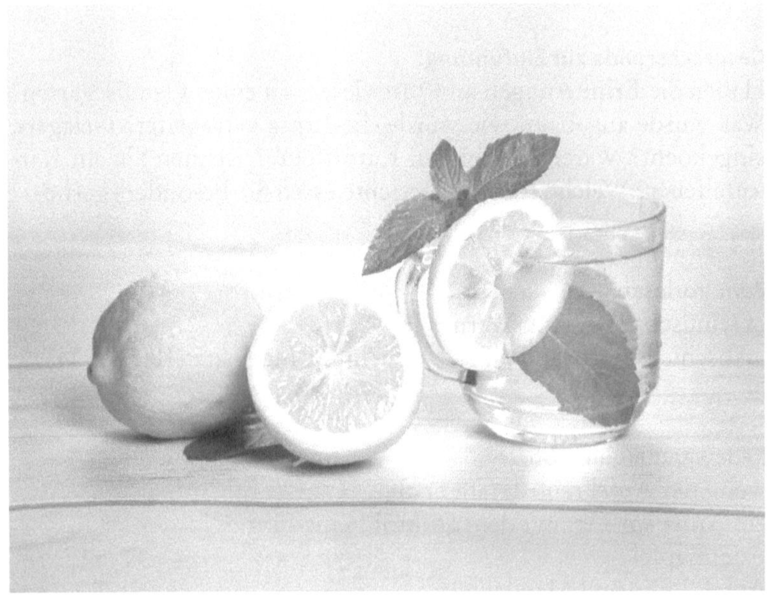

Sauer macht lustig.

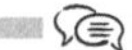

Redewendungen – Gemüse:

Blumenkohlohren haben
du hast wohl Bohnen in den Ohren
dumm wie Bohnenstroh sein
es fliegen blaue Bohnen
nicht die Bohne
wie eine Prinzessin auf der Erbse
ein Erbsenzähler sein
Chef von den Erbsen und Möhrchen
jemanden wie eine heiße Kartoffel fallen lassen
das macht den Kohl auch nicht fett
das ist doch aufgewärmter Kohl
die Radieschen von unten betrachten
jemand sieht aus wie eine Spinatwachtel
es geht ans Eingemachte
junges Gemüse
quer durch den Garten

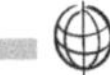

Gedichte:

„Herr von Ribbeck auf Ribbeck im Havelland" – Fontane
„Ich bin so wild nach deinem Erdbeermund" – Villon

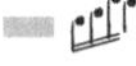

Lieder:

Beiß nicht gleich in jeden Apfel
Zwei Apfelsinen im Haar und um die Hüfte Bananen
Ausgerechnet Bananen
Theo, mach mir ein Bananenbrot
Wer hat die Kokosnuss geklaut
Bohnen in die Ohr'n
Die süßesten Früchte fressen nur die großen Tiere

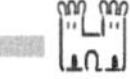

Märchen:

Frau Holle – Brüder Grimm
Die Prinzessin auf der Erbse – Andersen

Begriffe:

Bratäpfel	kandierte Äpfel
Dörrobst	Obstler
Dosenfrüchte	Trockenobst
Fallobst	Wein
Früchtebrot	

Erntedankfest (1. Sonntag im Oktober)

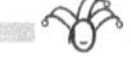

Spiele:

a) Natürlich können Sie Obst- und Gemüsesorten nach dem Alphabet erraten lassen, auch Kräuter sind erlaubt.
b)Kettenspiele sind:
In meinen Obstsalat gehören …
In eine gute Gemüsesuppe kommen …

Jeder Teilnehmer zählt zusätzlich alle Sorten der vorigen Mitspieler auf.

Sehr schön und evtl. auch lustig wird es, wenn die Teilnehmer mit verbundenen Augen das Obst/Gemüse erschnuppern oder Kostproben nehmen können, um so nicht nur auf den Geschmack, sondern auch auf die richtige Antwort zu kommen. Je nach Alter der Teilnehmer sind einige der heute im Angebot eines guten Supermarktes befindlichen (Süd)Früchte nicht allen bekannt.

Schwierig wird es, wenn Sie nur die eigentlichen „Grünabfälle" mitbringen, z.B. Möhrenlaub, Kohlrabiblätter …

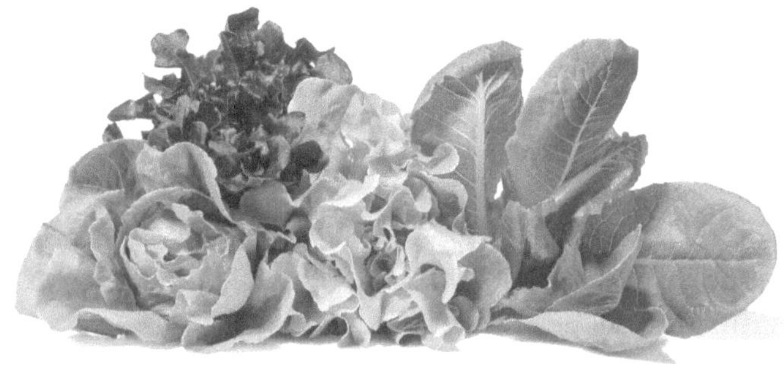

Da haben wir den Salat!

16 Spielereien

Erwarten Sie zu diesem Thema Spielvorschläge aller Art oder Empfehlungen zu Gesellschaftsspielen? Lieber möchte ich anregen, Spiele aus dem täglichen Leben heraus selbst zu entwickeln.

Wie Sie wissen, handelt es sich beim Spielen um Tätigkeiten, die auch ohne direkten Zweck zum Vergnügen, zur Entspannung, allein aus Freude an ihrer Ausübung durchgeführt werden. Es sind Beschäftigungen, die Zerstreuung, Erheiterung oder Anregung verschaffen und oft in geselliger Gemeinschaft vorgenommen werden. Ein Großteil der kognitiven Entwicklung und deren Erhalt sowie die Entwicklung, Förderung und Erhaltung motorischer Fähigkeiten findet durch Spielen statt.

Selbst entwickelte Spiele in der Arbeit mit Demenzkranken haben den Vorteil, dass Sie die Regeln und Spielzeiten individuell an das persönliche Befinden und die sich verändernden Fähigkeiten der Teilnehmer anpassen können, sodass vermieden wird, den alten Menschen zu überfordern oder ihm das Bewusstsein zu verschaffen, „das kann ich nicht mehr". Vielfach lassen sich auch alte Spiele vereinfachen und die Grundregeln auf ein Minimum reduzieren. Grundsätzlich bieten Spiele jedoch Gelegenheit, Fertigkeiten unter Beweis zu stellen, durch Spielerfolge das Selbstwertgefühl zu stärken, Geschicklichkeit und Reflexe zu fördern, Langeweile zu vertreiben und Freude am Geschehen zu haben.

Demenzerkrankte verlieren die Fähigkeit der Selbstmotivation und oft auch den Mut, Initiativen zu ergreifen. Deshalb ist es unsere Aufgabe, sie individuell zum Spielen einzuladen.

Mit der Zeit bilden sich vielleicht Gruppen, die einzelne Spiele besonders bevorzugen, weil die Durchführung gewisse körperliche Fähigkeiten voraussetzt, die vielen Personen mit Demenz noch zur Verfügung stehen, z.B. Ballspiele, Kegeln und Jaccolo (Shuffle-Board). Dieses Gruppenphänomen ist wieder eine gute Gelegenheit, männliche Vertreter unter den Dementen herauszufordern, denn Herrenclubs oder -vereine waren in ihrer Jugend nicht ungewöhnlich.

Organisieren Sie eine morgendliche Zeitungsrunde oder einen Stammtisch (alkoholfrei) zum Würfeln oder Kartenspielen.

 Eventuell lässt sich sogar ein Herrenzimmer einrichten. Auch Fußball ist ein Gruppenthema, das viele demente Männer noch sehr interessiert. Beschränken Sie diese Leidenschaft nicht nur auf die Fußballspiele im Fernseher. Finden Sie mehrere Anhänger desselben Vereins, dekorieren Sie zu „wichtigen“ Spielen eine Glasvitrine in Vereinsfarben mit kleineren Fanartikeln. Auch ein Album, welches regelmäßig mit Zeitungsartikeln und Vereinsfotos bestückt wird, gehört in männliche Verantwortung. Zu Länderspielen etc. entsprechende Milieugestaltung ist ebenso gegeben und verbindet die Interessen Ihrer Freunde und die Lust am Miteinander und Geselligkeit. Ein Gesprächsthema, eine Gelegenheit für Sie, interessierte, positive Aussagen und Fragen anzuknüpfen: „Herr Maier, Sie waren sicher ein guter Torwart.“

Natürlich sind diese Vorschläge austauschbar und für jede andere Sportart einzusetzen. Spielerisch und mit Humor holen Sie Demenzkranke für viele Stunden aus ihrer „verrückten“ Welt.

Vorschläge zur Materialsammlung:
Alte kleinere Spielgeräte, Puppe und Bär, Spielfiguren, Spielkarten, Springseil, evtl. Fotos: bekannte Gesellschaftsspiele, Spielplatz, spielende Menschen …

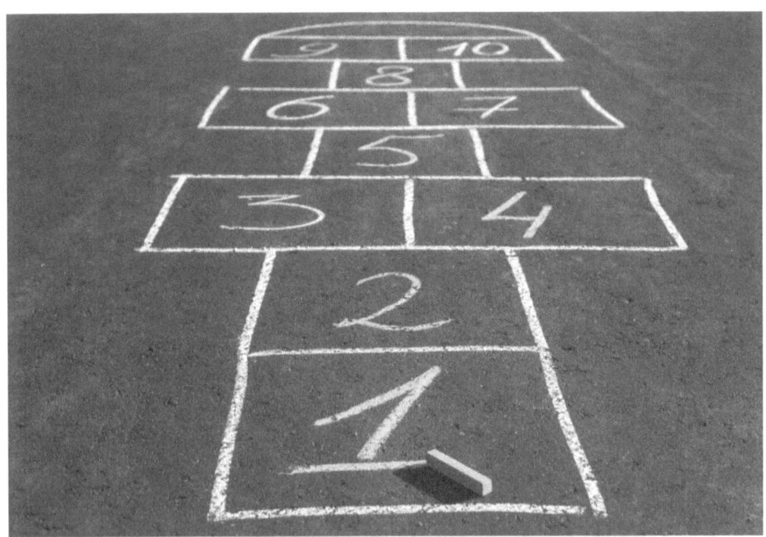

Ein beliebtes Spiel aus Kindertagen …

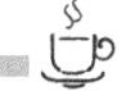

Gesprächsrunde zur Einführung:
Gab es gemeinsame Spielnachmittage/Spielabende in Ihrem Elternhaus oder kennen Sie noch Spiele aus der Schulzeit – Hüpfkästchen, Seilspringen? Haben Sie mit Ihren Kindern gespielt? Erinnern Sie sich an Spielzeug – Kreisel, Knicker, Murmeln … Oder an Gesellschaftsspiele – Halma, Mühle, „Mensch ärgere dich nicht"?

Redewendungen – Spiel:
auf dem Spiel stehen
auf Zeit spielen
aus dem Spiel bleiben
Brot und Spiele
das ist doch nur ein Spiel
das Spiel ist aus
das Spiel zu weit treiben
den dicken Wilhelm markieren/spielen
den großen Herrn spielen
den strammen Max spielen
den wilden Mann spielen
die erste Geige spielen
die Finger/Hand/Hände im Spiel haben
die gekränkte/beleidigte Leberwurst spielen
die gekränkte Unschuld spielen
die Muskeln spielen lassen
die wilde Sau spielen
die zweite Geige spielen
ein abgekartetes Spiel
ein doppeltes Spiel spielen
ein falsches Spiel spielen/treiben
ein gewagtes Spiel spielen
ein leichtes Spiel haben
eine Rolle spielen
etwas/alles aufs Spiel setzen
etwas aus dem Spiel lassen
etwas für Spielerei halten
etwas ins Spiel bringen
etwas spielt eine Rolle
Farbe ins Spiel bringen

Geld spielt keine Rolle
Glück im Spiel, Pech in der Liebe
gute Miene zum bösen Spiel machen
hier spielt die Musik
in der ersten Liga spielen
in der zweiten Liga spielen
ins Spiel kommen
jemandem das Spiel verderben
jemandem einen Streich spielen
jemandem in die Hände spielen
jemanden an die Wand spielen
jemanden aus dem Spiel lassen
keine Rolle spielen
klein-klein spielen
langen Hafer spielen
Luftgitarre spielen
Mäuschen spielen
mit dem Feuer spielen
mit dem Gedanken spielen
mit gezinkten Karten spielen
mit jemandem Katz und Maus spielen
mit offenen Karten spielen
mit seinem Leben spielen
mit verdeckten Karten spielen
nur im Angriff ist klingend Spiel
Schnelle Rach‘ und jäher Zorn haben manch gut Spiel verlor‘ n
sich an den Füßen spielen
Spiel des Lebens
Spielchen (mit jemandem) spielen
Taschenbillard spielen
verrückt spielen
wie das Leben so spielt
Zahlemann und Söhne spielen
zum Spielball werden

Unsere Nachbarn sagen:

In Spott und Spiel sagt man oft die Wahrheit. – aus den Niederlanden

Wenn das Spiel zu Ende ist, kommen König und Bauer wieder zurück in den gleichen Kasten. – aus Italien

Wer das Spiel aufgibt, hat es verloren. – aus Frankreich

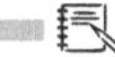

Wortsammlung – Spiel:

Spielanleitung
Spielautomat
Spielball
Spielcasino
Spielehersteller
spielend
Spieler
spielerisch
Spielernatur
Spielesammlung
Spielfilm
Spielführer
Spielgeld
Spielhalle
Spielkamerad
Spielkarten
Spielkiste
Spielleidenschaft
Spielmannszug
Spielplatz
Spielregeln
Spielschulden
Spielsucht
Spieltrieb
Spieluhr
Spielverderber
Spielzeug
verspielt

Ballspiel
Beispiel
Brettspiel
Endspiel
Freundschaftsspiel
Fußballspiel
Geschicklichkeitsspiel
Gespielin
Glücksspiel
Heimspiel
Kartenspiel
Kinderspiel
Länderspiel
Liebesspiel
Lustspiel
Mitspieler
Olympische Spiele
Rollenspiel
Schachspiel
Schauspieler
Strategiespiel
Testspiel
Trauerspiel
Wetterspiel
Wettkampfspiele
Würfelspiel

Film:
Spiel mir das Lied vom Tod

Lieder:
Die Liebe ist ein seltsames Spiel

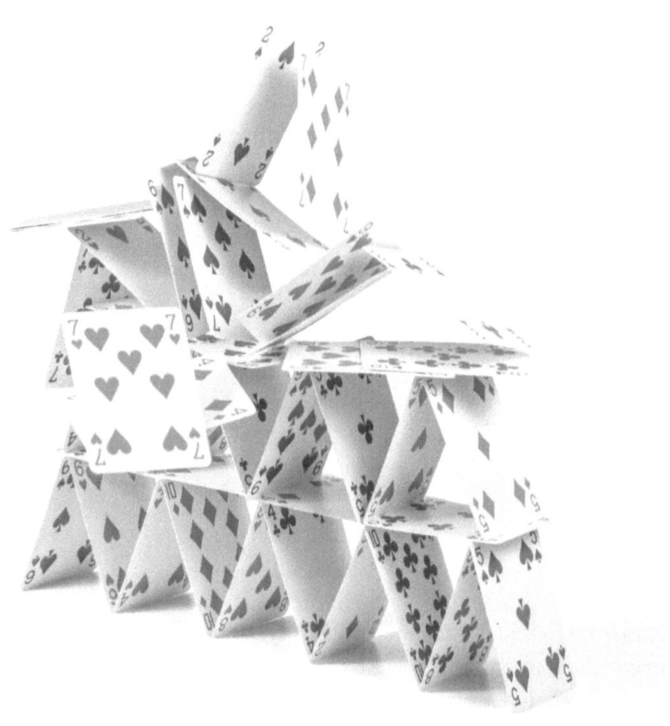

Pech im Spiel – Glück …?

17 Himmel und Hölle

… und was auch immer Sie mit diesen Begriffen verbinden. Den Einstieg in dieses Thema fand ich heute in meinem Kalender. „Meine Religion ist einfach – ich glaube an die Freundlichkeit" soll, so steht es hier geschrieben, ein Ausspruch des Dalai Lama sein.

Vieles zum Thema Spiritualität und Religion in der Demenzpflege können Sie im Internet nachlesen. Kurz gesagt, ich denke, dass dort, wo eine dauerhafte persönlichkeitsbezogene Betreuung und Pflege Demenzerkrankter gewährleistet ist, die Grundlagen der Integration von Spiritualität und auch (nicht) konventioneller Religion geschaffen und berücksichtigt werden.

Die wissenschaftliche Auseinandersetzung dieses Themas im Zusammenhang mit der Demenzpflege scheint noch zu jung, um konkrete Vorschläge und praktische Lösungen anzubieten. Der Umgang mit diesem Thema wird jedoch deutlicher, wenn wir uns die sieben spirituellen Bedürfnisse anschauen, die Virginia Bell und David Troxel in ihrem Buch (2001, nach Doherty 2006) auflisten:

verbunden sein
gekannt werden; akzeptiert sein
respektiert und geschätzt werden
lieben und geliebt werden
gelingend tätig, produktiv sein
immer noch im Werden sein
Hoffnung haben

Im Umgang mit Dementen in den Anfangsphasen der Krankheit ist es leicht, über die Sprichwörter und Wortsammlungen nach Gefühlen und Empfindungen zu fragen, sprechen Sie auch über Ihr Verständnis der Ausdrücke: „Schutzengel – damit verbinde ich sehr beruhigende Gedanken, was meinen Sie, Marianne?" Oder: „Beim Ausdruck ‚vom Teufel geritten' denke ich immer an eine Person, die nichts Gutes im Schilde führt."

Altvertraute religiöse Rituale können für gläubige Demenzerkrankte von großer Bedeutung sein, sie genießen die Atmosphäre eines Gottesdienstbesuches, Gebete, alte Kirchenlieder und religiöse Gebräuche.

In der späteren Entwicklung der Alzheimer-Demenz können sich viele der Betroffenen oft nicht mehr sprachlich zu ihren Bedürfnissen äußern. Dann ist unser Einfühlungsvermögen unbedingt gefragt. Verwirrt durch Empfindungen, deren Ursache Ihre Schützlinge nicht erkennen, oder durch Ängste, Schmerzen, Abneigungen, die nicht in Worte zu fassen sind, reagieren sie sehr empfindlich, ziehen sich in ihre Welt zurück. Begegnen Sie dem alten Menschen auf dieser Ebene, gehen Sie hinein in seine Welt und holen ihn feinfühlig dort ab.

Die sieben Bedürfnisse nach Bell und Troxel sind doch im Grunde genommen auch unsere Bedürfnisse, nur können wir meistens damit umgehen, dass sie manchmal nicht berücksichtigt werden. Diese Toleranz ist in der Demenz nicht mehr vorhanden, ohne Entgegenkommen, Verständnis, deutliche Zeichen der Anerkennung, ohne Ermunterung, Ermutigung, Zuneigung verlieren wir den Anschluss. Also arbeiten wir daran, wie gut tut es uns doch auch, wenn unsere Schützlinge Vertrauen fassen, sich wohl fühlen, uns in ihre Gefühlswelt schauen lassen. Zudem erleichtert es die Arbeit im gesamten Pflege- und Betreuungsprogramm.

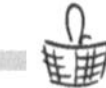

Vorschläge zur Materialsammlung:
Fotos: Wolken und Wolkenbildungen, Sonnenauf-/Sonnenuntergang, Fotos: Gebets- und Gotteshäuser, eventuell auch religiöse Elemente wie Kreuz, Rosenkranz …

Achtung: Je nach Herkunft und Religion der Teilnehmer auch andere Symbole ergänzen und besprechen!

Tipp: Hilfreiche Informationen hierzu finden Sie z.B. beim KDA auf einen Blick. Dort können Sie ein Poster beziehen: „Feste feiern in der Altenhilfe – Anlässe, Informationen und Deko-Ideen zur interkulturellen Festgestaltung“.

Gesprächsrunde zur Einführung:
Kennen Sie noch aus Ihrer Schulzeit das Pausenspiel „Himmel und Hölle“? Die mit Kreide oder einem Stein gemalten Hüpfkästchen verzierten den ganzen Schulhof. Je nach Vereinbarung hüpfte man mit einem oder beiden Beinen aus der Hölle in den Himmel … Erinnern Sie sich noch an andere Pausenspiele („Gummitwist“,

„Teddybär, Teddybär, dreh dich um“, „Dreh dich nicht um, denn der Plumpsack geht um“ …)?

Redewendungen

Himmel:

brave Mädchen kommen in den Himmel …
dem Himmel sei Dank
den Himmel auf Erden haben
der Himmel hängt voller Geigen
des Menschen Wille ist sein Himmelreich
dich schickt der Himmel
Ehen werden im Himmel geschlossen
ein himmlisches Vergnügen
es ist dafür gesorgt, dass Bäume nicht in den Himmel wachsen
es ist noch kein Meister vom Himmel gefallen
für jemanden die Sterne vom Himmel holen
Herr im Himmel
heute ist nicht nur der Himmel blau
Himmel hilf
Himmel un Erd (Hausmannskost)
Himmel und Hölle (Spiel)
Himmel und Hölle in Bewegung setzen
Himmelherrgott
himmelhoch jauchzend
himmlische Ruhe
Oh Herr, wirf Hirn vom Himmel
Zeichen des Himmels

Hölle:

der Weg zur Hölle ist gepflastert mit guten Vorsätzen
es ist die Hölle los
jemandem das Leben zur Hölle machen
jemandem die Hölle heißmachen
jemanden zur Hölle wünschen

Teufel:

armer Teufel
auf Teufel komm raus
da hat der Teufel seine Hand im Spiel
da steckt der Teufel drin

den Teufel an die Wand malen
den Teufel im Leib haben
den Teufel mit Beelzebub austreiben
der Teufel ist nie so schwarz, wie man ihn malt
der Teufel scheißt immer auf den größten Haufen
der Teufel schläft nicht
der Teufel soll dich holen
der Teufel steckt im Detail
ein teuflischer Spaß
eine Teufelei aushecken
einen Pakt mit dem Teufel schließen
einen Teufel tun
einer ist des andern Engel oder Teufel
er ist darauf erpicht, wie der Teufel auf eine arme Seele
etwas ist zum Teufel
etwas so fürchten wie der Teufel das Weihwasser
fahr zum Teufel / scher dich zum Teufel
pfui Teufel
vom Teufel geritten
weder Tod noch Teufel fürchten
weiß der Teufel
wenn man vom Teufel spricht
wer den Teufel reinlegen will, muss früh aufstehen
zum Teufel mit dir

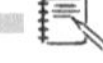

Wortsammlung

Himmel:

anhimmeln
Himmelbett
himmelblau
Himmeldonnerwetter
Himmelfahrt
Himmelreich
himmelschreiend
Himmelsgewalt
Himmelsgewölbe
Himmelshüter
Himmelskörper
Himmelsleiter
Himmelspforte
Himmelsschlüssel
Himmelstor
Himmelstür
Himmelszelt

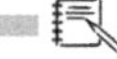

Engel:

Engel
Engelchen
Engelein
Engelschor
Engelsflügel
Engelsgeduld
Engelsgesang
Engelshaar
Engelstrompete
Engelszungen
Engelwurz
Erzengel
Racheengel
Schutzengel
Todesengel

Hölle:

grüne Hölle
Höllenangst
Höllenfahrt
Hollenfürst
Höllenhund
Höllenlärm
Höllenmaschine
Höllenpein
Höllenqualen
Höllenspektakel
höllisch aufpassen
höllische Schmerzen

Teufel:

Teufelsanbetung
Teufelsaustreibung
Teufelsbraten
Teufelsbrücke
Teufelsfratze
Teufelskerl
Teufelskralle
Teufelskreis
Teufelsmal
Teufelsritt
Teufelssalat
Teufelsschlucht
Teufelsweib
Teufelswerk
Teufelszeug

Fehlerteufel
Feuerteufel
Fleckenteufel

Film:

Des Teufels General
Die grüne Hölle
Zwei Höllenhunde auf dem Weg zum Himmel

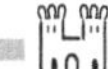

Märchen:

Der Teufel mit den drei goldenen Haaren
Rumpelstilzchen – beide: Brüder Grimm

Lieder:

Der Teufel hat den Schnaps gemacht
Schnaps, das war sein letztes Wort
Wir kommen alle, alle, alle in den Himmel
Weißt du, wie viel Sternlein stehen
Guten Abend, gute Nacht
Kornblumenblau
Vom Himmel hoch, da komm ich her
Ihr Kinderlein kommet

Rätselhafte Wolkenfotos können zu vielfältigen Gesprächsthemen anregen.

18 Ist jetzt endlich Ruhe?

Schon beim Schreiben des Titels schmunzelte ich, erinnerte er mich doch an einen Schlafsaal früher im Ferienlager. Es war nicht einfach für die Betreuer, die Nachtruhe einzuläuten.

Bei der Arbeit mit Demenzkranken stehen wir vor ähnlichen Herausforderungen, aber im Vorteil, dass uns viele geeignete Mittel zur Verfügung stehen, in Ruhe das Schlafritual vorzubereiten.

Es gibt eine Vielzahl von Gründen, die Demenzerkrankte vom Schlafen abhalten können. Der Nachmittag war zu aufregend, der Mittagsschlaf zu lang, man ist einfach noch nicht müde, sucht ein Gespräch oder „der kleine Hunger kommt". Manchmal finden Sie den Grund auch in der Biografie, verschiedene Berufsgruppen z. B. sind ihr Leben lang spät zu Bett gegangen.

Arbeiten Sie in einem Seniorenheim, haben Sie vielleicht die Möglichkeit, einen Raum bis 21.00 Uhr offen zu halten oder ein Nachtcafé einzurichten, gedämpftes Licht und leise Entspannungsmusik tun ein Weiteres. Halten Sie geeignete Getränke bereit, besser noch: Bereiten Sie einen Kräutertee oder eine warme Milch zusammen mit den Bewohnern zu (natürlich unter Beachtung eventueller Diätpläne). Auch ein kleiner Imbiss eignet sich, ein Joghurt, ein Müsliriegel, Kekse … Fragen Sie nach früheren Schlafritualen, gab es warme Milch mit einem Löffel Honig, eine Geschichte, ein Schlaflied für die Kinder? Kennt noch jemand den Text? Vielleicht schauen Sie auch gemeinsam den Himmel an, zeigen die Wolken das Wetter für morgen an? Leichte Aktivitäten eignen sich auch für die Abendstunden: Falten Sie gemeinsam die Wäsche, schauen Sie noch einmal in die Tageszeitung, betrachten Sie alte Fotos, sammeln und erraten Sie die themenbezogenen Sprichwörter und Redewendungen. Manche Bewohner haben das Bedürfnis nach einer beruhigenden Meditation oder einem Gebet, weil es sie mit religiösen Traditionen verbindet.

Im vertrauten Kreis finden Sie schnell heraus, wer zu den „Nachteulen" gehört. Manchmal löst sich dieses kleine Problem schon durch ein Lämpchen auf dem Nachttisch, das die dunklen Schatten in der Zimmerecke vertreibt. Nach dem freundlichen

 Wunsch für eine „gute Nacht, ich freue mich schon auf morgen“ ist dann bald Ruhe eingekehrt.

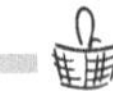

Vorschläge zur Materialsammlung:
Kleines Kissen, Decke, Wecker, Stofftier, vielleicht ein altes Nachthemd von anno dazumal, Schlafmütze, Fotos: z. B. schlafende Tiere oder Menschen …

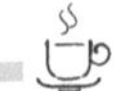

Gesprächsrunde zur Einführung:
Verraten Sie uns Ihre „Schlafrituale“? Wann gehen Sie üblicherweise zu Bett? Mit einem Buch, bei laufendem Fernsehapparat, mit einem Kuscheltier? Gibt es einen „Gutenachttrunk“ oder ein Betthupferl? Leben Sie nach dem alten Ratschlag: Ein Streit soll immer nur bis zur Bettkante dauern?

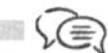

Redewendungen
Schlafen:
den Schlaf des Gerechten schlafen
den Seinen gibt‘s der Herr im Schlaf
eine Mütze voll Schlaf nehmen
eine Sache raubt jemandem den Schlaf
einen Schlafzimmerblick aufsetzen
erst einmal eine Nacht darüber schlafen
etwas im Schlaf / im Schlafe können
in einen bleiernen / schweren Schlaf fallen
jemanden aus dem Schlaf trommeln
jemanden schlafen schicken
mit offenen Augen schlafen
schlafen wie ein Murmeltier
schlafende Hunde wecken
schlaflose Nächte bereiten
sich den Schlaf aus den Augen reiben
vom Schlaf übermannt werden
wer mit den Hunden schlafen geht, braucht sich nicht zu wundern, wenn er mit den Flöhen aufwacht
wie ein Bär schlafen
wie man sich bettet, so liegt man

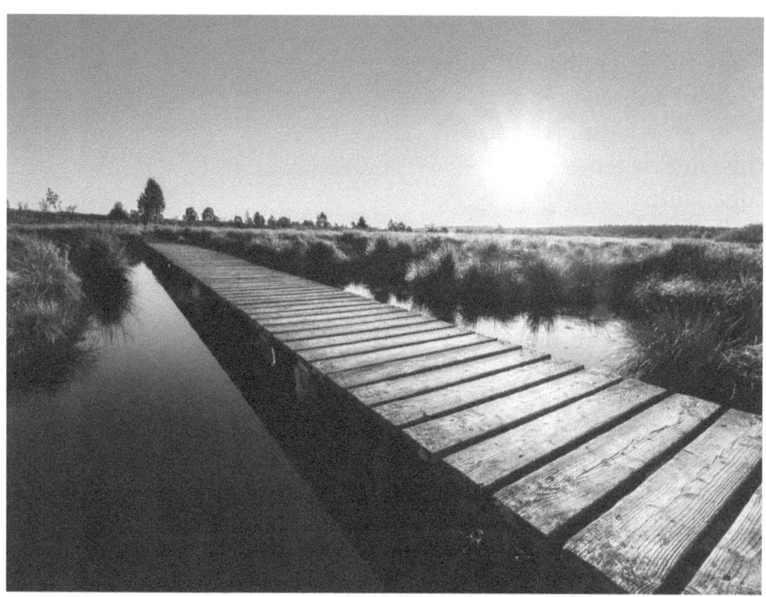

Fotos können dabei helfen sich zu entspannen.

Ruhe:

angenehme Ruhe
auf den Lorbeeren ausruhen
ausruhen
die innere Ruhe
die Ruhe ist mir heilig
ein reines Gewissen ist ein sanftes Ruhekissen
eine ruhige Kugel schieben
endlich Ruhe geben
es ist Ruhe eingekehrt
etwas in Ruhe angehen lassen
ganz in Ruhe machen
himmlische Ruhe
immer mit der Ruhe
in aller Ruhe
in der Ruhe liegt die Kraft
in Ruhe lassen
in sich ruhen
jemandem die letzte Ruhe gönnen
keine Ruhe finden

Ruhe auf den billigen Plätzen
Ruhe bewahren
Ruhe im Saal (im Karton)
ruhe in Frieden
ruhe sanft
Ruhe vor dem Sturm
Ruhe, bitte
Ruhestand
ruhig Blut
ruhiger Vertreter
sich Ruhe antun
sich zur Ruhe begeben
sich zur Ruhe setzen
still ruht der See
zur Ruhe kommen

Bett:
als Tiger springen und als Bettvorleger landen
ans Bett gefesselt sein
Bett und Tisch teilen
bettreif sein
das Bett hüten müssen
dich haben wir beim Bettenmachen gefunden
die nötige Bettschwere haben
getrennt von Bett und Tisch
gut im Bett sein
jemand ist aus dem Bett gefallen
jemanden aus dem Bett schmeißen
jemanden nicht von der Bettkante stoßen
jemanden zur letzten Ruhe betten
mit dem linken / falschen Bein zuerst aus dem Bett steigen
mit jemandem ins Bett gehen / steigen
nach dem Bettzipfel schielen
sich ins gemachte Bett legen
wer nie sein Brot im Bette aß …

Stille:
heimlich, still und leise
im Stillen
im stillen Kämmerlein

in aller Stille
Kinder stillen
stille Hoffnung
stille Wasser gründen tief
stiller Beobachter
stiller Teilhaber
stiller Verehrer
stilles Örtchen
stillgestanden
Stillleben
Stillschweigen

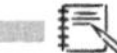

Wortsammlung

Schlaf:

Schlafabteil
Schlafanzug
Schlafbedürfnis
Schlafgemach
Schlaflabor
schlaflos
Schlafmangel
Schlafmaske
Schlafmittel
Schlafmütze
Schlafsack
Schlaftablette
Schlaftrunk
schlaftrunken
Schlafwagen
Schlafwandler
Schlafzimmer

Büroschlaf
Halbschlaf
Langschläfer
Mittagsschlaf
Schönheitsschlaf
Siebenschläfer
Tiefschlaf
Winterschlaf

Ruhe:

Ruheraum
Abendruhe
Ruhetag
Mittagsruhe

Bett:

Bettgalgen
Bettgeflüster
Bettgenosse
Bettgeschichten
Bettgestell
Bettlaken
Bettpfanne
Bettpfosten
Bettschuhe
Bettvorleger

Betthäschen
Bettjäckchen
bettlägerig
Bettwäsche
Bettzeug

Doppelbett
Ehebett
Elektrobett
Etagenbett
Flussbett
französisches Bett
Gästebett
Kindbett
Kinderbett
Klappbett
Krankenbett
Oberbett
Ruhebett
Sommerbett
Steppbett
Sterbebett
Unterbett
Wasserbett
Winterbett

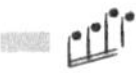

Lieder:
Ein Bett im Kornfeld
Nun ruhen alle Wälder
Ohne Krimi geht die Mimi nie ins Bett
Schlaf, Kindchen, schlaf
Schlafe, mein Prinzchen, schlaf ein
Still, still, still, weil's Kindlein schlafen will
Stille Nacht

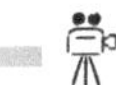

Film:
„Schlaflos in Seattle“

Zitat:
„Denk ich an Deutschland in der Nacht, dann bin ich um den Schlaf gebracht.“ – Heinrich Heine
„Über allen Gipfeln ist Ruh'“ – Johann Wolfgang von Goethe

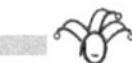

Spiel:
Es werden Begriffe gesucht, die sich aus dem Wort „Schlaflied“ zusammensetzen, die Anfangsbuchstaben von oben nach unten

gelesen, die letzten Buchstaben jeweils von unten nach oben. Um es nicht zu schwierig zu gestalten, können wir darauf verzichten, dass die Begriffe alle zum Thema passen.

S C H L A F L I E D

S		D
C		E
H		I
L		L
A		F
F		A
L		L
I		H
E		C
D		S

Beispiel:
Sand, Chinese, Hühnerei, Labsal, Anlauf, Flora, Löffel, indisch, Eric, Dosis

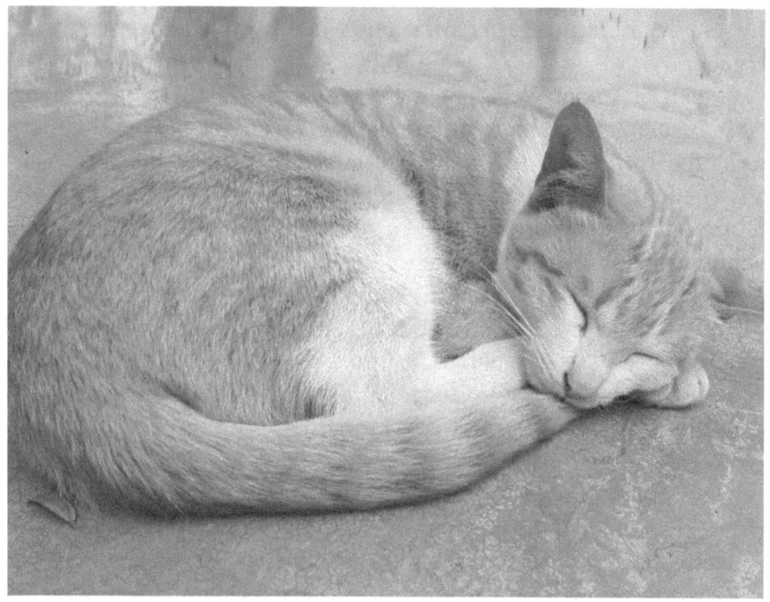

Schlafen – für manche eine „Lieblingsbeschäftigung“

19 Alles in allem gesehen

Das hört sich zu Recht nach einem abschließenden Thema an. Die Redewendungen im Arbeitsbereich sind so vielfältig, dass sie mehrere Gruppenstunden füllen können und in vielen Lebenslagen anzuwenden sind. Hochbetagte Menschen zitieren und vervollständigen Sprichwörter sehr gerne, selbst Demenzkranken sind sie seit ihrer Jugend geläufig. Manche Redewendung kann oft bis ins Spätstadium der Demenz vom Betroffenen vervollständigt werden, auch wenn eine Kommunikation sonst kaum noch stattfindet.

Um in einer Runde allen Teilnehmern die Möglichkeit des kurzen Nachdenkens zu geben, erfolgt die Antwort nach Ballzuwurf. Wenn Sie ein Wollknäuel dazu benutzen, entsteht ein „Spinnennetz" in der Mitte, darauf kann zum Schluss ein Luftballon hüpfen, wenn alle Teilnehmer ihre Arme auf und ab bewegen.

Ja, alles in allem gesehen ist dies das letzte Kapitel dieses Buches, aber der Anfang ungezählter Möglichkeiten, die sich im täglichen Leben, der Betreuung, der sozialen Arbeit mit Demenzerkrankten ergeben.

Gehen Sie neue Wege, auch Personen mit Alzheimer-Demenz sind Neuem gegenüber aufgeschlossen. Entdecken Sie alte Fertigkeiten Ihrer Freunde, vielleicht auch neue für sich selbst. Verabschieden Sie sich von Gedanken und Leistungsdruck des Perfektionismus, darauf kommt es nicht an. Teilen Sie mit Ihren Schützlingen Aufmerksamkeit, Vertrauen, Wertschätzung und Respekt. Finden Sie die Möglichkeit, Ihren demenzerkrankten Mitmenschen ein unterstützender Begleiter zu sein – dann haben Sie eine gute Basis geschaffen.

Zum Schluss noch ein Gedanke, den ich im Alzheimer Forum des Internets einem Bericht von Herrn Dr. Dr. Herbert Mück aus Köln entnommen habe:

> „C. J. Farran lenkt die Aufmerksamkeit gezielt auf die möglicherweise bislang unterschätzten positiven Effekte der Betreuung Demenzerkrankter. ‚Wie kommt es, dass manche Betreuer so zufrieden, ruhig und mit sich selbst in Frieden wirken? Warum

wissen wir so wenig darüber, wie manche Betreuer es schaffen, unter extrem schwierigen Bedingungen so gut zurechtzukommen?', lauten einige der von der amerikanischen Autorin aufgeworfene Fragen. Frau Farran nimmt unter anderem an, dass sich die Betreuungsforschung zu einseitig mit den negativen Folgen von Stress (‚Disstress') und kaum mit dessen positiven Auswirkungen (‚Eustress') befasst hat, dass so gut wie keine Kriterien entwickelt wurden, mit deren Hilfe sich positive Auswirkungen erkennen und messen lassen, und dass man einseitig davon ausgeht, dass sich der Betreuer seiner Aufgabe ‚anpasst'. So übersieht man, dass der Betreuer möglicherweise auch daran wächst (gesundet), insbesondere indem er in seiner Aufgabe Lebenssinn entdeckt" (Farran 1997).

Auch ich denke, wenn es uns gelingt, demenzkranken Menschen, ob im Beruf oder Privatleben, das Gefühl der Sinnhaftigkeit, der Freude, der Wertschätzung ihres Lebens zu erhalten, kann dies auch für uns ein neues Stück Lebensqualität bedeuten.

Vorschläge zur Materialsammlung:
Vorschläge sind bei diesem Thema ein wenig schwierig. Meist dekoriere ich einen Strauß frischer Blumen und Zweige auf einem hübschen Tuch, kleine Steine oder Muscheln, ein buntes Teelicht ... Ist die Gruppe nicht allzu groß, bitten Sie doch jeden Teilnehmer, ein Stückchen „von sich" dazuzulegen, wenn er mag.

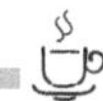

Gesprächsrunde zur Einführung:
Was bedeuten für Sie die Aussagen: „Du bist mein Ein und Alles", „Ich habe alles, was ich brauche"? Was ist das wichtigste Hab und Gut – war das immer so, oder hat sich die Einstellung im Laufe des Lebens verändert?

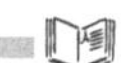

Zum Vorlesen:
„Das Ideal" – Gedicht von Kurt Tucholsky

Redewendungen:

alle / alles unter einen Hut bringen
alle / andere in den Kasten stecken
alle Achtung
alle an einen Tisch bringen
alle Brücken hinter sich abbrechen
alle Fäden in der Hand haben
alle Hände voll zu tun haben
alle Hebel in Bewegung setzen
alle Herzen im Sturm erobern
alle Jubeljahre
alle Karten in der Hand haben
alle naslang
alle neune
alle Pfeile verschossen haben
alle Register ziehen
alle Schliche kennen
alle sein (fix und fertig)
alle Trümpfe in den Händen haben
alle viere von sich strecken
alle Wege führen nach Rom
alle Welt
alle zehn Finger nach etwas lecken
alle zusammentrommeln
alles andere
alles andere als
alles auf den Kopf stellen
alles auf eine Karte setzen
alles auf einmal haben wollen
alles aufgeben
alles ausplaudern
alles Bisherige überbieten
alles bleibt beim Alten
alles deutet darauf hin
alles durch eine rosarote Brille sehen
alles durcheinanderbringen
alles eingerechnet
alles eingeschlossen
alles eingestehen
alles einstecken

alles entscheidend
alles erlogen
alles für die Katz
alles geben
alles geht wie gewohnt weiter
alles ging schief
alles glauben
alles grau in grau malen/sehen
alles Gute hat ein Ende
alles Gute zum Geburtstag
alles Gute
alles hat einmal ein Ende
alles hat seine Grenzen
alles hat seine Zeit
alles herausholen
alles hinschmeißen
alles hinter sich lassen
alles im Griff haben
alles im grünen Bereich
alles in allem
alles in Butter
alles in Ordnung
alles in seiner Macht Stehende tun
alles inbegriffen
alles ins Lächerliche ziehen
alles ist ans Licht gekommen
alles ist durcheinander
alles ist möglich
alles ist vergänglich
alles klar
alles können
alles läuft glatt
alles läuft schief
alles Liebe
alles Mögliche – alles Mögliche tun
alles nachholen
alles neu macht der Mai
alles noch schlimmer machen
alles nur Erdenkliche tun
alles oder nichts

alles paletti
alles reines Gold
alles spricht dafür, dass
alles spricht für mich
alles stehen und liegen lassen
alles tipptopp machen
alles tun, was in seinen Kräften steht, um zu helfen
alles über den Haufen werfen
alles überbieten
alles tun, um zu gefallen
alles ungeschehen machen
alles unter Kontrolle haben
alles verraten
alles verzehrend
alles wie gewohnt
alles wird gut
alles zu seiner Zeit
alles zurücknehmen
alles, was nicht niet- und nagelfest ist
auf die Gefahr hin, alles zu verlieren
da hört sich (ja) alles auf
dafür würde ich alles geben
damit erreichst du nur, dass alles noch schlimmer wird
das gehört alles dazu
das gehört jetzt alles der Vergangenheit an
das habe ich alles selbst gemacht
das ist alles
das ist alles für die Katz
das ist alles nur Einbildung
das ist alles nur Mache
das ist alles Schall und Rauch
das ist doch alles nur Theater
das ist mir alles einerlei
das ist noch nicht alles
das lässt alles andere daneben verblassen
das Mädchen für alles
das schließt alles ein
das übertrifft alles
das war noch nicht alles
das wird alles nur noch schlimmer machen

der kann alles erreichen mit seinem Charme
der Tod gleicht alles aus
die Liebe besiegt alles
dort, wo alle Fäden zusammenlaufen
ein für alle Mal
ein Körper, an dem alles an der richtigen Stelle sitzt
Ende gut, alles gut
er kann sich alles erlauben
er unternimmt alles, um sein Ziel zu erreichen
es geht alles vorüber
es ging alles gut vonstatten
es ging um alles oder nichts
es hängt alles von Ihrer Entscheidung ab
es ist alles
es ist alles andere als sicher
es ist alles in gutem Zustand
es ist nicht alles Gold, was glänzt
es ist noch alles offen
es jemandem alles andere als leicht machen
es kommt am Ende alles heraus
es kommt ja doch alles, wie's kommen muss
es passt alles zusammen
es sind alles nur Geschichten
etwas alle Ehre machen
früher oder später kommt doch alles raus
für alle Zeiten
für etwas alles tun
für mich sind das alles böhmische Dörfer
Greise glauben alles
in alle Winde verweht / zerstreut
in der Liebe und im Krieg ist alles erlaubt
jemand hat nicht alle Tassen im Schrank
jemandem alles bedeuten
jemandem fliegen alle Herzen zu
jemandem in alle Glieder fahren
jemandem stehen alle Wege offen
jemanden alle machen
jemanden über alles lieben
jetzt gibst du alles
Junge wissen alles

man weiß nie, was man sich da alles holen kann
Männer bezweifeln alles
mein Ein und Alles
mit allem Drum und Dran
mit Geld geht alles
nachts sind alle Katzen grau
nicht alle beieinanderhaben
nicht alle Sinne beisammenhaben
nicht für alles in der Welt
nichts ist gewonnen, alles ist dahin
nimm alles
Sauberkeit ist alles
seine Nase in alle Töpfe stecken
seinem Namen alle Ehre machen
sich alles erlauben können
sich alles gefallen lassen
sich an alles heranwagen
sich in alles einmischen
über alle Berge sein
über alle Maßen
über alle Zweifel erhaben sein
über alles bewundern
über alles lieben
überhaupt alles
wenn alle Stricke reißen
zu allem Ja und Amen sagen
zu allem Überfluss
zu allem Unglück

Wortsammlung:

Allerheiligen
Allerheiligstes
Allerweltsgesicht
Allerweltsnamen
Allesfresser
Alleskönner
Allesschneider
Alleswisser

Lieder:

Alle Jahre wieder
Alle meine Entchen

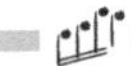

Alle Tage ist kein Sonntag
Alle Vögel sind schon da
Alles Glück der Erde
Alles hat ein Ende, nur die Wurst hat zwei
Alles im Griff auf dem sinkenden Schiff
Alles meinem Gott zu Ehren
Alles neu macht der Mai
Das Lieben bringt groß Freud
Du kannst nicht alles haben
Es geht alles vorüber
Grün, ja grün sind alle meine Kleider
Ihr Kinderlein kommet, oh kommet doch all
Oh du lieber Augustin, alles ist hin
Stille Nacht, heilige Nacht
Wenn alle Brünnlein fließen

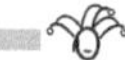

Spiele:
Wir packen eine Tasche, was nehmen wir alles mit?

a) Vorschlag: an Reisezielen orientiert: auf eine einsame Insel, zum Camping, zur Bergtour, zu einem Musicalwochenende, in die Wüste …
b) Vorschlag: nach dem Alphabet sortiert:
Anorak, Armbanduhr, Abendkleid …

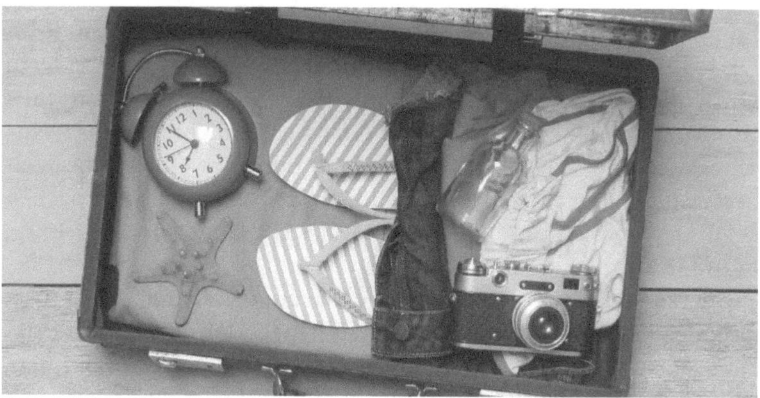

Was nehmen wir mit auf eine einsame Insel?

Danksagung

Ein herzliches Dankeschön, es war eine tolle Zeit von der ersten Idee bis zum fertigen Buch!

Viele neue Eindrücke, schöne Erfahrungen, sehr nette und hilfsbereite Menschen, neue Freunde – schon darüber könnte ich ein Buch schreiben.

Ich habe mich sehr gefreut und grüße alle diejenigen recht herzlich,

die mir mit Rat und Tat zur Seite standen,
die immer ein offenes Ohr für mich hatten,
die auch nach Feierabend noch zur Stelle waren,
die ganz freiwillig und freundlich alles noch einmal lasen und noch einmal und …,
die mich immer wieder ermutigten und die Daumen drückten,
die mit mir die Wartezeiten überbrückten,
die meine Freude teilten,
die von der Sache, dem Hintergrund und dem Ziel überzeugt sind.

Ich bedanke mich für die vielen lieben Anrufe, die freundlichen, ermunternden Briefe und Karten und den regen elektronischen Schriftverkehr:

bei Herrn Guido Adam, Herrn Oliver Baer, Herrn Wolfgang Bossinger, der Deutschen Alzheimer Gesellschaft, Herrn Prof. Dr. Roland Duhamel, der Gemeinnützigen Hertie-Stiftung, Herrn Dr. Volkhardt Germer, Frau Eva-Maria Kieselbach, Frau Julia Klöckner, Herrn Prof. Dr. Walter Krämer, dem Kuratorium Deutsche Altershife, Frau Christa Moll, Frau Ilona Raiser, Herrn Engelbert Schinkel, Frau Renate Schmidt, Herrn Peter E. Schumacher, Frau Dr. Ursula von der Leyen, Herrn Dr. Otto von Habsburg, Frau Heike von Lützau-Hohlbein.

Bei Herrn Rolf Neumann aus Weimar für das allererste Lektorat und die ungezählten Stunden, bei sehr lieben Menschen, für die das alles selbstverständlich war, immer wieder bei „meinen" Senioren, beim Ernst Reinhardt Verlag und natürlich bei allen Lesern und Anwendern.

Literatur

Adam, G.: Hekaya. Privates Projekt. Hamburg. In: http://www.hekaya.de/anzeigen.phtml/maerchen/europa 100359, 9.8.2007

Bell, V., Troxel, D., Cox, T.M., Hamon, R. (2007): So bleiben Menschen mit Demenz aktiv. Ernst Reinhardt, München, 315–316

Bossinger, W. (2006): Die heilende Kraft des Singens. 2. Aufl. Traumzeit, Battweiler. In: http://www.healingsongs.de, 17.05.2007

Farran, C.J. (1997): Theoretical perspectives concerning positive aspects of caring for elderly persons with dementia: stress/adaptation and existentialism. The Gerontologist (37), 250–256

Feil, N. (2007): Validation in Anwendung und Beispielen. Der Umgang mit verwirrten alten Menschen. 5. Aufl. Ernst Reinhardt, München

Hensel, L. (1923): Ausgabe ihrer Gedichte von H. Cardauns – Briefe, Ch. B. Schlüter

Klie, Prof. Dr. jur., T. (2008): Impulsreferat. In: http://www.healthcareblog.de/2008/02/12/pflegegipfel/#more-706, 12.2.2008

Kreutzner, G. (2007): Spiritualität und der personzentrierte Ansatz. In: Spiritualität – Ein Thema für die Pflege von Menschen mit Demenz? In: DeSS orientiert, Demenz Support. Stuttgart 2/2007. In: http://www.dgpalliativmedizin.de/pdf/fachkompetenz/071115%20DeSSorientiert%20November%202007.pdf, 22.11.2007

Kuratorium Deutsche Altershilfe (Hrsg.)(2007): Tiere öffnen Welten. Ideen – Projekte – Leitlinien zum fachgerechten Einsatz von Hunden, Katzen und Kaninchen in der Altenhilfe. Reihe: vorgestellt, Band 75, KDA, Köln

Mück, Dr. Dr., H. (o.J.): Übertreffen Betreuer ihren Ruf? In: Alzheimer Forum. In: http://www.alzheimerforum.de/2/6/2/bdkibl.html, 14.3.2008

Schmidt-Hackenberg, U. (1996): Wahrnehmen und Motivieren. Die 10-Minuten-Aktivierung für die Begleitung Hochbetagter. Vincentz, Hannover

https://www.deutsche-alzheimer.de
http://www.oskar-kuhn-preis.de

Abbildungsverzeichnis